PBL

人体寄生虫学
PBL 案例集

A COLLECTION OF PBL CASES
IN HUMAN PARASITOLOGY

孙　新　李红旗◎主审
杨小迪　季旻珺◎主编

中国科学技术大学出版社

内容简介

本书中的人体寄生虫学PBL案例从患者主诉开始，分三部分展开：症状与病史、检查、治疗与预后，将学习内容和知识目标环环相扣、步步推进、由浅入深地逐步展现给读者，可以增加逻辑性、复杂性以及趣味性，从而激发学生学习的兴趣，增强学生探究的欲望。本书坚持“人体寄生虫学科为主，多学科交叉融合”的编写理念，在整合基础、临床、预防等相关学科的基础上，更注重对学生全方位能力的培育与激发。

本书可供临床医学、预防医学、检验医学等相关专业的学生学习使用，也可供相关人员参考。

图书在版编目(CIP)数据

人体寄生虫学PBL案例集/杨小迪，季旻珺主编．—合肥：中国科学技术大学出版社，2022.10

ISBN 978-7-312-05466-2

Ⅰ．人…　Ⅱ．①杨…　②季…　Ⅲ．医学—寄生虫学—医案—汇编　Ⅳ．R38

中国版本图书馆CIP数据核字(2022)第107887号

人体寄生虫学PBL案例集

RENTI JISHENGCHONG XUE PBL ANLI JI

出版　中国科学技术大学出版社
安徽省合肥市金寨路96号，230026
http://press.ustc.edu.cn
https://zgkxjsdxcbs.tmall.com

印刷　安徽国文彩印有限公司

发行　中国科学技术大学出版社

开本　710 mm×1000 mm　1/16

印张　11.5

字数　217千

版次　2022年10月第1版

印次　2022年10月第1次印刷

定价　35.00元

编 委 会

主　审　孙　新　李红旗

主　编　杨小迪　季旻珺

副主编　朱继峰　程　洋　孙　希

编　委（按姓氏笔画排序）

万　晨（蚌埠医学院）

王　朋（中国科学技术大学第一附属医院）

王书书（中国科学技术大学第一附属医院）

王雨航（蚌埠医学院）

朱继峰（南京医科大学）

刘　彦（南华大学）

孙　希（中山大学）

孙希萌（首都医科大学）

孙思颖（上海交通大学）

李坤龙（蚌埠医学院）

杨小迪（蚌埠医学院）

张　戎（南京医科大学）

张　慧（武穴市第一人民医院）

张　翮（蚌埠医学院）

季旻珺（南京医科大学）

郑冬雪（蚌埠医学院）

姜　辉（浙江大学）

袁　圆（蚌埠医学院）

程　洋（江南大学）

褚　亮（蚌埠医学院）

序

近年来高等医学院校的课程尤其是基础医学课程大都开展了基于问题的学习(problem-based learning,PBL)模式,这种教学模式的引入一改既往课程因内容繁杂而枯燥乏味、教师疲惫、学生被动的课堂氛围,极大地调动了学生学习的积极性并增强了学生的参与度。然而在实施过程中,因多种限制因素导致种种困难和问题,其中较为普遍因而具有共性的问题之一,即是相关课程缺乏适用的案例素材,致使在教学准备阶段和教学过程中的教师疲于应对且学生难以适应,容易造成课程体系不完整、设置问题不恰当、分析问题不切题,教学效果往往差强人意。缺乏教学案例的问题在人体寄生虫学课程尤其突出,虽然该课程就密切结合临床和多门专业基础课程的特点而言具有某些案例收集应用的优势或方便之处,但在实践中要整理获得密切结合课程要素、在分组任务及各环节设置合理适宜、系统的具有较好可操作性的案例并非易事。由杨小迪教授和国内多所院校的教师们共同编写的这本案例集,在人体寄生虫学PBL教学实践的基础上,对案例的系统化、模块化和特色化进行了有益的尝试,虽然书中涉及的虫种有限,但也已涵盖课程的主干内容,足可应对一般教学所需。

教育的目标是育人成才,虽然有多种维度和尺度的判断标准,从一种视角可以理解为对学生积极向上的引导塑造和对科学知识的学习探索,而课程思政的实践为全方位育人提供了全新的路径,该案例集中的思政型案例的设置也在这方面做了有益的尝试,结合契合知识点的案例情境,以启发思考点滴积累的形式融思想政治教育于专业课程知识的学习过程,虽然篇幅有限,仍不失为有意义的探索,对课程思政的关注和实践尝试也反映了作者坚持向上向善的育人理念,值得肯定和鼓励;对拟参考采用案例集的教师也可起到举一反三、自行扩展的作用。而科研型案例的设计反映了作者所关注的科研兴趣和方向，对于在本科教学基础上尝试启发科研思维、培养科学探索精神无疑具有积极意义。

对于有人体寄生虫学PBL教学需求的教师，相信这本案例集可以起到引导入门、搭好框架、顺利上手的作用，并可有相当的扩展空间；对于已开展PBL教学的老师，也可起到相互切磋讨论、引用借鉴不断提高教学水平的作用；总体来看案例集具有科学性和实用性，就专业而言，本书的语言较为规范流畅，也不乏幽默风趣，对一般读者也具有较好的可读性。如果说尚有美中不足，就是个别案例在关联内容的设置方面对于与人体寄生虫学相关基础课程和临床课程的衔接及侧重未充分考虑学生尚未接触的内容，稍显“操之过急”，不过从另一侧面也可引导学生先行学习了解；个别表述也还有斟酌改进的余地。

一位基础医学教师在准备PBL课程时，最轻松惬意的莫过于手头有一本教学案例集，就某一章节内容集大纲要求的知识点、适宜切题而又生动有趣的案例，以及包括目标、问题、分析提示和结论引导的系统内容进行详述，如此则教师可做到对教学课程了然于胸，对于激发学生学习兴趣、提高教学效果的作用是显而易见的，相信相关课程的教师经过认真阅读了解，可从中发现具有实用意义的案例线索和设计要素，以对自己的PBL教学设计和实践有所启发和借鉴。

孙　新

2022年2月12日

前　言

近年来,基于问题的学习(PBL)模式在国内外高等医学教育领域得到了广泛的应用,并取得了良好的教学效果。作为PBL教学的核心与灵魂,好的案例可提高学生的思维能力、激发学生的学习兴趣,是PBL学习模式成功的必要条件。

人体寄生虫学作为一门揭示寄生虫与人体及外在环境之间相互关系的基础学科,既与免疫、病理、生化、药理等多门基础学科广泛交叉,又与临床医学、预防医学等多学科有着密切的联系,具备开展PBL教学独特的优势。但目前经不完全统计,国内出版的各级各类PBL教材中,关于人体寄生虫学案例的题材非常少。各医学院校使用的寄生虫学案例多以自编为主,不适宜大范围推广应用,且这些案例在真实性、典型性、层次性及趣味性上参差不齐,因此编写规范的人体寄生虫学PBL案例已刻不容缓。

笔者联合南京医科大学、江南大学等兄弟院校教师、专家编写了人体寄生虫学专属的PBL案例集。本案例集的特色之处是根据案例自身属性将案例分为教学型、科研型及思政型三大模块,并且在不同的模块中,均贯彻了医学人文思想、科研思维及思政等要素,以期提升同学们的综合素养。

我们深知优秀的PBL案例要做到有魂、有理、有情、有趣。"魂"指的是案例的核心目标及内容需符合传道授业的要求;"理"指的是案例内容需涉及发病机理(包括生理、病理和药理等相关知识)并对应医者之道(包括医者仁心、医患沟通技巧、医学人文关怀等);"情"是要求案例内容需体现情怀(如家国情怀、不忘初心等);"趣"指的是案例情节的设计要生动有趣、能激发学生的学习兴趣。人体寄生虫学PBL案例库建立的背后凝聚着各科教师、专家的心血,也不乏学生的积极参与。时代在发展,科技亦在进步,为保证案例的前沿性,避免时效影响,案例集要不断注入新鲜的血液。已完成的案例也应实时完善,紧跟医学前沿理论与技术,我们也会根据同行的反馈及时改进,以期达到更好的教学效果。

由于编者学识有限,本书的不足之处在所难免,敬请同行及读者批评指正。

杨小迪

2022年2月9日

目　录

第一章　教　学　型

第二章 科 研 型

第三章 思 政 型

第一章

教学型

线虫篇

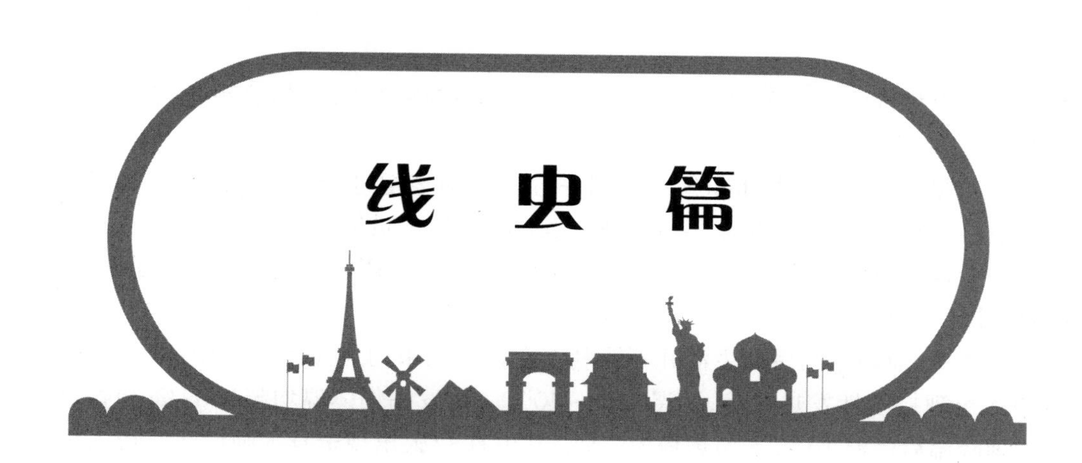

案例一：都是好吃惹的祸——旋毛虫

第一幕　老挝之旅　既喜亦忧

人生如同一场莫测的旅行。在旅途中，会有许多故事，精彩纷呈抑或喜忧参半。

2006年12月末，某市组织访问团一行57人对老挝进行友好访问。访问团成员包括政府官员、文艺演员、商业人士、驾驶员、保卫人员等。成员们的年龄在17～56岁范围，其中男性30人，女性27人。十余天后，访问团圆满地完成访问任务，启程回国，并继续在各自的岗位上工作。

然而，他们回国后的生活并不顺利。在访问归来的几天后，随团的57人中有49人出现持续性发热症状，体温在38～40 ℃。初发病例体温均超过39℃，药物或物理降温后体温下降，平均热程为7天。其中有32人出现全身水肿症状。42人出现全身不同程度肌痛，以四肢肌为主，腓肠肌尤甚。5人出现咀嚼肌疼痛伴张口困难症状，1人有眼睑下垂。另外，25人出现肠胃痉痛伴部分恶心、呕吐、腹泻。27人出现咳嗽、咳痰、喘息等支气管炎表现。除此之外，有14人出现心肌炎表现。28人出现全身不同程度分布点状出血性皮疹，12人有肉眼血尿症状。49位发病患者均做了血常规检查，血常规提示：血清白细胞升高或轻度升高，嗜酸性粒细胞均明显增多，血清肌酸磷酸激酶均升高。

学习问题

1. 访问团成员可能通过何种途径导致集体发病？

2. 发热的定义和分型(低热、高热、超高热)？有哪些原因可以导致发热？

3. 访问团成员从老挝回国后为什么会出现上述不同的症状(① 持续高热；② 全身水肿；③ 全身肌痛；④ 肠胃不适；⑤ 支气管炎症状；⑥ 心肌炎表现；⑦ 出血

性皮疹;⑧ 肉眼血尿)? 其可能病因是什么? 这些症状之间是否存在某些联系?

4. 为什么患者血常规检查中嗜酸性粒细胞数目会增多? 有哪些原因可以导致患者嗜酸性粒细胞数目增多? 嗜酸性粒细胞在机体发挥哪些作用?

5. 为什么患者血清肌酸磷酸激酶升高? 有哪些原因可以导致血清肌酸磷酸激酶升高?

6. 如果你是临床医生,你会做何种诊断?

第二幕　不明病因　辗转反侧

由于发病期间正值元旦节假日，患者散在就诊于该市各级医院及私人诊所。49人中，先后被诊断为急性肾炎的有22例，急性呼吸道感染18例，急性过敏性皮炎11例，急性肠胃炎10例，急性心肌炎、关节炎各8例，重症肌无力、急性结膜炎各2例，以发热待查为早期诊断的有5例。这些患者按不同内科疾病诊断结果接受了治疗，治疗后一周症状均有所改善，但均未治愈。

这些患者中有一位身份比较特别，他是访问团的队医，也是该市市立医院老年科的医师——姚医生。姚医生私下了解到此次访问团中患病人数竟有49人，这让他辗转反侧，寝食难安。他不仅要承受疾病的痛苦，还要对自身工作进行反思。49名患者中的绝大多数初步诊断为急性炎症。但是在他随团担任队医期间发现访问团成员大多身体状态良好，无明显不适症状。此次发病事件拥有就诊人数多、发病急且症状相似等特点，这引起了他的注意。姚医生按《突发公共卫生事件应急条例》逐级上报，紧急把散落在各家医院的患者以及尚未发病的其他访问团成员集中并隔离于该市医院感染科，进行联合会诊。

经过询问，医生了解到：访问团抵达目的地后，舟车劳顿，随后休息就餐。他们品尝了一些经典的老挝美食，如竹筒饭、舂木瓜、考顿、腊普等。其中腊普(Lap)风味独特，是将新鲜的鱼肉或猪肉、鸡肉、牛肉、鹿肉等剁细，拌以辣椒、香菜、柠檬、葱、蒜、鱼露等佐料制成。腊普有生、熟、半生半熟三种，当地人尤其偏爱生的和半生的腊普。访问团的成员们也品尝了这种异域美食。

结合发病患者出访老挝的经历和生食或半生食肉类史，感染科医生对患者进行进一步检查。

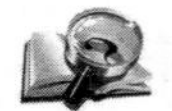 学习问题

1. 人食入生的腊普，可能会导致何种疾病？

2. 访问团中的49人可能患上何种疾病？你猜测的原因是什么？

3. 患者为什么会有① 持续高热；② 全身水肿；③ 全身肌痛；④ 肠胃不适；⑤ 支气管炎症状；⑥ 心肌炎表现；⑦ 出血性皮疹；⑧ 肉眼血尿等一系列症状？请逐一解释其可能机制。

4. 该病的诊断要点有哪些？本案例中哪些因素(实验室检查的种类、临床问诊的内容)对疾病的确诊起到关键性的作用？

5. 同样都患有该种疾病，为什么发病的49人临床表现多种多样？且症状严重程度也不尽相同？

第三幕　你若安好　便是晴天

对49名患者进行血清旋毛虫抗体免疫检测，结果均为阳性。对其中3位患者做腓肠肌活组织检查，结果显示旋毛虫囊包阳性。在排除其他传染性疾病后，最终49名患者被确诊为旋毛虫病群体发病。

对发病的49名患者给予阿苯达唑25 mg/(kg·d)治疗，空腹一次顿服，7天为一个疗程。对发热、肌痛或严重水肿患者每天加用地塞米松10～20 mg，部分患者加用布洛芬等镇痛药物治疗。大部分患者用药3～5天后发热、肌痛、水肿消退，2周后多数患者血清旋毛虫抗体滴度大幅下降，临床症状消失，3～4周痊愈出院。其中4例患者3周后抗体滴度仍高且肌痛明显，继续上述治疗7天。访问团中未发病者亦给予常规驱虫一个疗程。49例患者出院后每月监测外周血嗜酸性粒细胞、血清肌酸磷酸激酶及旋毛虫抗体，追踪3个月无复发，治愈率100%。访问团49名患者的生活恢复了以往的平静，在各自的岗位上追逐着属于自己的"中国梦"。

其实在历史上各国多次暴发旋毛虫病，人们对旋毛虫避之不及。但你知道吗，旋毛虫不仅可"致病"，还有可能"治病"，其诱发的免疫性效应是关键。我们应该更深入地研究它，以便更好地利用它为人类服务。

学习问题

1. 旋毛虫病的治疗措施都是一概而论的吗？具体治疗措施会与什么有关？

2. 旋毛虫病好发于世界上哪些国家和我国的哪些省份和地区？这和哪些因素有关？该病为什么在老挝多发？旋毛虫病的防治措施有哪些？作为普通公民，我们应如何保护自己免受旋毛虫病感染？

3. 外出旅游容易罹患哪些寄生虫病？应如何防范？

4. 你觉得将寄生虫由"致病"转为"治病"前景如何？主要是在哪方面取得突破？有哪些注意事项？

教师板块

一、进行本案例教学,学生应具备的背景知识

1. 病原生物学(人体寄生虫学、微生物学)。
2. 免疫学。
3. 诊断学。

二、预期学习目标

1. 要熟悉病原生物的传播方式及感染途径等。

2. 以临床病例为基础,正确理解旋毛虫的形态特征。掌握其生活史、发病机制、主要临床表现,熟悉其治疗原则。

3. 本案例主要是在充分理解旋毛虫和旋毛虫病基础知识的前提下,注意鉴别诊断,从而进一步掌握旋毛虫感染人体的具体表现和相应临床症状,拓展蠕虫感染与人体免疫的相关研究进展,为培养学生的创新和分析能力打下基础。

三、教案摘要

2006年12月末,某市组织访问团一行57人对老挝进行友好访问,归国后49人均出现持续的发热,其中有32人出现全身水肿症状。42人出现全身不同程度肌痛,以四肢肌为主。5人出现咀嚼肌疼痛伴张口困难症状,1人有眼睑下垂。其中25人出现肠胃痉痛伴部分恶心、呕吐、腹泻。27人出现咳嗽、咳痰、喘息等支气管炎表现。其中14人出现心肌炎表现。28人出现全身不同程度分布点状出血性皮疹,12人有肉眼血尿症状。通过对患者进行血清旋毛虫抗体免疫检测,结果均为阳性。为其中3位患者做腓肠肌活组织检查,结果显示旋毛虫囊包阳性。在排除其他传染性疾病后,最终49名患者被确诊为旋毛虫病群体发病。

四、学习内容

1. 熟悉病原生物(寄生虫、微生物等)的大体感染途径。

2. 熟悉旋毛虫的形态结构、感染方式、感染阶段以及生活史、发病机制、主要临床表现以及实验室检查方法。

3. 掌握组织内寄生线虫与消化道寄生线虫实验室检查方法的异同点。

五、关键词

旋毛虫病;误诊。

六、注意事项

1. 因学生目前阶段尚不具备深入探讨相关临床知识(比如临床表现、疾病的分型、诊断及鉴别诊断和治疗等)的能力。当发生此类情况时,请教师注意及时纠正。

2. 教师手册请勿与学生分享。

七、参考文献

[1] 姚亚. 旋毛虫病群体发病早期误诊分析[J]. 临床误诊误治,2008,21(6):55.

[2] 姚亚. 旋毛虫病群体发病 49 例资料分析[J]. 中国社区医师(医学专业半月刊),2008,10(18):157.

[3] 杨小迪,徐常艳,王舒颖,等. 我国旋毛虫病流行病学、诊断、治疗和防控[J]. 中国血吸虫病防治杂志,2020,32(5):448-452,458.

[4] 张进顺,李薇,孙新,等. 诊断医学寄生虫学[M]. 北京:人民卫生出版社,2010:458-452.

八、课堂安排

课程进度	内　　容	时间安排
一	暖场,推选学生组长、记录人,相互介绍	15分钟
	第一幕:呈递问题,分析病例基本信息,确定学习议题	65分钟
二	根据第一次讨论中汇集的问题分别展开讨论	60~80分钟
	第二幕:脑力激荡,展开讨论,形成初步的概念图	60~80分钟
三	根据第二次讨论中汇集的问题分别展开讨论	60~80分钟
	第三幕:脑力激荡,展开讨论,完善概念图	60~80分钟
四	根据第三次讨论中汇集的问题分别展开讨论	60~80分钟
	完成概念图。师生交流,确定汇报主题	30~60分钟
五	以小组为单位反馈学习心得,进行PPT汇报,并上交学习报告,进行学习过程评价	100分钟
	主持教师对本案例学习过程及学生情况进行教学点评	20分钟

九、参考资料

旋毛虫感染人后不同时间的临床症状见表1。

表1 旋毛虫感染人后不同时间的临床症状

生活史的各个阶段	感染后症状开始的时间	临床症状
自囊包逸出的幼虫侵入肠黏膜	2～4小时	
	24小时	胃肠道症状
雌雄虫成熟及交配	30小时	
雌虫产出的幼虫/开始侵入肌肉	6天	
	7天	面部水肿/发热
侵入肌肉最严重的时期	10天	达到最高热度(40～41 ℃)
	11天	肌炎/疼痛
幼虫产出减少	14天	嗜酸性粒细胞增多/抗体
幼虫分化	17天	
	20天	嗜酸性细胞升至最高
形成幼虫囊包	21天	心肌炎/神经症状
肠壁无成虫	23天	
	26天	呼吸道症状
囊包形成几近完成	1个月	
	2个月	退热
成虫死亡	3个月	死于心肌炎或脑炎
囊包开始钙化	6个月	缓慢恢复
	8个月	心肌炎/神经症状消退
囊包通常完全钙化	1年	
钙化囊包内的多数幼虫仍有活性	6年	

案例二：疯狂的减肥——蛔虫

第一幕 病来如山倒

张女士，24岁，售楼人员。患者于入院前3天开始出现下腹部阵发性隐痛伴腹泻，一天2～4次，食欲下降。患者入院前5小时呕吐1次，呕吐少量胃内容物，脐周及上腹部突然剧烈疼痛，呈持续性刀割样痛，很快波及全腹，于2010年3月18日下午4点急诊入我院。

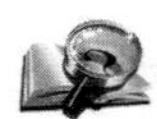

提示问题

1. 哪些疾病可以有急性腹痛的表现？
2. 腹部查体时要注意些什么？
3. 你认为张女士的病史中还有什么需要具体询问的吗？

主要学习目标

1. 腹痛的问诊要点。
2. 急腹症的分类及主要疾病。

第二幕 潘多拉的魔盒

在急诊室内，张女士欲言又止，在医生的反复追问下，张女士自述大学毕业后，因自我感觉肥胖（身高168 cm，体重65 kg），于2010年1月11日，其花费1200元购买了6枚蓝白相间的胶囊——每枚胶囊内含10个感染期蛔虫卵，当晚温开水送服。

第3天（1月13日），张女士开始觉得脑袋昏沉，伴有轻微的咳嗽。这反而让她大喜：肯定是进入幼虫孵化期了！她赶紧量了一下体温，37.9 ℃。这说明虫卵已经活了，只要再挺十几天，她马上就能变瘦了。

接下来的几天，张女士咳嗽越来越重，身上大面积瘙痒，眼睛周围出现水肿。第9天，所有的症状均消失了，张女士到餐厅大吃了一顿以示庆祝。

张女士停止了其他减肥活动，每天测量体重，一个半月后（3月1日）她终于修成正果，整整瘦了16斤。就在张女士沉浸在瘦身成功的喜悦时，食欲不振、恶心、干呕等症状出现了。张女士的脸变黄变瘦，出现大面积白斑，她不得不涂上厚厚的遮瑕膏。十几天下来，到3月13日时，她的体重又减少了9斤，只有105斤了。

看着瘦了一圈的胳膊和腰身，张女士觉得离自己梦想的95斤已经不远了，再坚持一段时间她就能脱胎换骨，等“目标”实现后再吃驱虫药把虫打下来。没想到的是，3月15日张女士食欲明显下降，脐周开始出现间歇性的隐痛，同时伴有腹泻，一天发作了三四次。

3月18日上午9点左右，张女士呕吐1次，呕吐少量胃内容物，自觉咽喉部有虫爬感，有东西卡着；张女士害怕起来，在附近的药店买了16颗肠虫清干咽了下去。3小时后，她的脐周及上腹部突然剧烈疼痛，呈持续性刀割样痛，很快波及全腹，随后张女士被同事送往急诊就医。

医生查体发现：体温35.9 ℃，脉搏132次/min，呼吸28次/min，血压70/40 mmHg。意识清楚，营养差，体质消瘦，急性痛苦面容，呻吟。皮肤、黏膜无黄染，无皮下出血点。两肺未闻及啰音，心率132次/min，律齐，未闻及杂音。腹稍胀，全腹肌紧张，有压痛及反跳痛，尤以下腹明显，肝、脾触诊不满意，未触及包块，有移动性浊音，肝浊音界缩小，肠鸣音极弱。

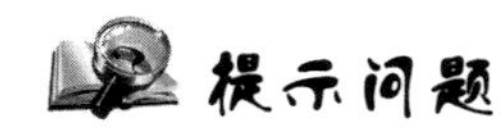
提示问题

1. 患者口服感染期蛔虫卵后2天后为什么会咳嗽？

2. 患者为什么会出现皮疹?

3. 患者咽部有异物感、虫爬感,是否有蛔虫寄生在该处?

4. 肠虫清的主要成分是什么？为什么患者口服该药后会引起腹部的剧烈疼痛?

5. 肥胖的判断标准是什么？蛔虫是否适合减肥？为什么?

6. 你认为张女士应该做哪些辅助检查呢?

主要学习目标

1. 蛔虫的生活史、致病机制,蛔虫病的临床表现。

2. 蛔虫感染的保守治疗方案。

3. 肥胖的判断标准。

第三幕　美丽的代价

在急诊室，张女士的辅助检查结果显示：血白细胞 $14.1\times10^{9}/L$，中性粒细胞88%，淋巴细胞12%；血红蛋白135 g/L，红细胞 $4.91\times10^{12}/L$，二氧化碳结合力24.3 mmol/L；X线腹透示：两膈下见线状游离气体。拟诊“蛔虫性肠穿孔并腹膜炎；感染中毒性休克”收住入院。

病房：患者入院后即予抗休克、抗感染、强心等处理，术前检查提示凝血功能、肝肾功能、尿HCG均正常，医护人员与张女士的家属术前谈话后，准备手术。

手术室：患者在气管插管全身麻醉下行剖腹探查术。术中见腹腔内有少量粪样脓液，从腹腔内夹出死亡蛔虫1条，在空肠上段见一直径2.0 cm穿孔，从距离悬韧带约40 cm以下的小肠内夹出活动蛔虫14条，最大直径0.8 cm，长18 cm左右，大部分长11 cm左右。切除穿孔处部分肠壁，行穿孔修补加腹腔引流术。

术后诊断：① 蛔虫性空肠穿孔；② 化脓性腹膜炎；③ 感染中毒性休克。

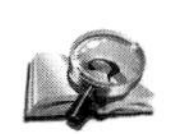

提示问题

1. 临床上诊断蛔虫性肠穿孔的依据有哪些？
2. 需与蛔虫性肠穿孔相鉴别的疾病主要有哪些？
3. 蛔虫性肠穿孔术前检查要注意些什么？
4. 张女士该不该行急诊手术？

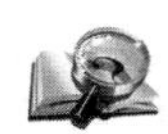

主要学习目标

1. 全麻的注意事项。
2. 特殊人群（儿童、女性、老年人）急腹症的特点。
3. 蛔虫性肠穿孔的治疗原则。

教师板块

一、进行本案例教学,学生应具备的背景知识

1. 病原生物学(人体寄生虫学、微生物学)。
2. 免疫学。
3. 诊断学。

二、预期学习目标

1. 掌握蛔虫的病原学、致病机制,蛔虫病临床表现、实验室诊断及常规用药原则。
2. 了解急腹症的解剖、病理生理、临床诊断和治疗。
3. 熟悉肠穿孔的围手术期治疗全过程。
4. 了解肥胖的判定标准及正确的减肥方法。

三、教案摘要

24岁女性因下腹部阵发性隐痛3天,呕吐1次,脐周及上腹部剧烈疼痛4小时入院。查体发现有腹膜炎及休克体征,结合患者口服蛔虫卵减肥病史,诊断为"蛔虫性肠穿孔并腹膜炎;感染中毒性休克"而行剖腹探查术,术中从腹腔内夹出1条蛔虫,在空肠上段见一直径2.0 cm穿孔,从小肠内夹出蛔虫14条。术后诊断:① 蛔虫性空肠穿孔;② 化脓性腹膜炎;③ 感染中毒性休克。

四、学习内容

1. 病原学方面:蛔虫形态、生活史、致病机制及蛔虫病临床表现。
2. 免疫学方面:速发型变态反应(Ⅰ型变态反应)。
3. 解剖学方面:腹壁的层次结构、腹部感觉神经分布、小肠的解剖特点、全麻的注意事项。
4. 病理生理学方面:不同类型腹痛的病理生理特点、炎性急腹症的病理生理过程、腹膜炎的病理生理特点。
5. 外科学方面:急腹症的分类、与外科急腹症相鉴别的疾病类型、特殊人群(儿童,女性,老年人)急腹症的特点、肠穿孔的诊断与治疗原则。
6. 营养学方面:肥胖的标准、科学减肥。

7. 药理学方面：服用驱虫药的注意事项。

五、关键词

蛔虫；肠穿孔；急腹症；腹膜炎。

六、注意事项

1. 因学生目前阶段尚不具备深入探讨相关临床知识（比如临床表现、疾病的分型诊断及鉴别诊断和治疗等）的能力，可能就某一问题过度发散思维，以致关键问题无法取得实质性进展。当发生此类情况时，请教师注意及时纠正。

2. 教师手册请勿与学生分享。

七、参考文献

[1] Alhamid A, Aljarad Z, Ghazal A, et al. Successful elimination of gallbladder ascariasis by conservative therapy, followed by cholecystectomy due to developing cholecystitis[J]. Case Rep. Gastrointest. Med., 2018, 2018:5831257.

[2] Anto E J, Nugraha S E. Efficacy of albendazole and mebendazole with or without levamisole for ascariasis and trichuriasis[J]. Open Access Maced. J. Med. Sci., 2019, 7(8): 1299-1302.

[3] 李召军，兰炜明，葛军，等．江西省人体蛔虫感染现状分析[J]. 中国寄生虫学与寄生虫病杂志，2019，1：36-39.

八、课堂安排

课程进度	内　　容	时间安排
一	暖场，推选学生组长、记录人，相互介绍	15分钟
	第一幕：呈递问题，分析病例基本信息，确定学习议题	65分钟
二	根据第一次讨论中汇集的问题分别展开讨论	60～80分钟
	第二幕：脑力激荡，展开讨论，形成初步的概念图	60～80分钟
三	根据第二次讨论中汇集的问题分别展开讨论	60～80分钟
	第三幕：脑力激荡，展开讨论，完善概念图	60～80分钟
四	根据第三次讨论中汇集的问题分别展开讨论	60～80分钟
	完成概念图。师生交流，确定汇报主题	30～60分钟
五	以小组为单位反馈学习心得，进行PPT汇报，并上交学习报告，进行学习过程评价	100分钟
	主持教师对本案例学习过程及学生情况进行教学点评	20分钟

案例三：风味小吃——广州管圆线虫

第一幕 腹痛的莎莎

莎莎是个活泼好动的女孩子。2006年8月，莎莎在湖南某县出生。2007年年初跟随来外省A市打工的父母一起在城市居住。随着莎莎逐渐长大，她对大城市里的一切越发好奇。她喜欢望着车水马龙的街道，喜欢和楼下的小朋友一起玩新奇的玩具，喜欢品尝来自天南海北的美食小吃。2008年5月25日的下午，莎莎正在父母租住的屋内玩耍，突然她感到腹部一阵剧烈的疼痛。莎莎捂着肚子告诉妈妈自己疼得难受，紧接着就是一阵腹泻。几番折腾下来，莎莎额头直冒汗，捂着肚子趴在床边哭个不停。莎莎的父母见状急忙将她送到A市第二医院就诊。

在A市第二医院里，医生给莎莎量了体温，高达39.2 ℃。医生以"腹痛、发热待查"将莎莎收治入院。医生给莎莎口服酚麻美敏片160 mg，静脉滴注头孢他啶0.5克/次，2次/天。治疗7天后，病情未见好转，并有加重趋势。6月2日，莎莎被转至A市儿童医院。在A市儿童医院里，医生仍以"腹痛待查"收治。给予静脉滴注头孢甲肟0.5 g，克林霉素0.3 g，1次/天。

在A市儿童医院治疗3天后，莎莎腹痛、腹泻仍未好转，并出现头痛、颈部强直、恶心、呕吐等症状。莎莎对妈妈说自己看东西觉得很模糊。莎莎的母亲发现莎莎走路步态也不稳了。主管医生请来本院眼科专家对莎莎进行会诊，仍找不到病因。几天以后，莎莎哭着喊着说自己突然进入了一个"黑暗世界"，再也看不到爸爸妈妈了。莎莎的母亲伤心欲绝，只好一边流着眼泪，一边紧紧抱着莎莎安慰她。医生对莎莎进行视力检查时发现莎莎已经完全失明。一个平日里活泼好动讨人喜爱的女孩子竟然在10天之间变成这样，这让父母和照顾她的医护人员都难以接受。莎莎的父亲，这个平时在外打拼不曾叫一声苦、一声累的汉子此时悲苦而又痛心，愁容写在他的脸上。他冲到主管医生的办公室，抓着他的领子，向他咆哮："你怎么把我的女儿弄成了这样？我和你没完！”众人连忙将莎莎父亲拉开了，在医护人员和其他患者家属的劝说下，莎莎父亲回到了病房。

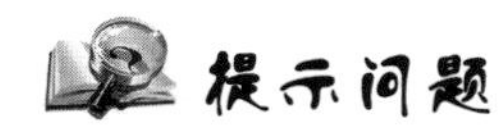

提示问题

1. 莎莎突然腹痛、腹泻的可能原因是什么？病原生物学上有哪些病原体可以导致腹痛、腹泻？

2. 你认为在莎莎发病初期，医生对她采用的治疗（用药）方案妥当吗？请说出你的理由。

3. 如果你是莎莎的主管医生，面对莎莎父亲的无礼行为，你会如何应对和化解？

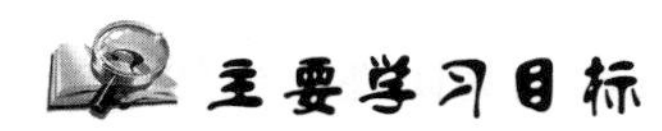

主要学习目标

1. 患者腹痛、腹泻、发热的病因。

2. 患者疾病转化、转归的原因。

3. 医患沟通的相关技巧。

第二幕 这么小就患上结核病?

6月5日,莎莎被转入该省医科大学附属医院住院治疗,诊断为颅内炎症,静脉滴注头孢克洛0.3 g(1次/天)和20%甘露醇200 mL(2次/天),治疗两周。莎莎的腹痛腹泻症状和中枢神经系统体征仍未见明显好转。医院邀请外院专家会诊,临床诊断为结核性脑膜炎。在医生的建议下,莎莎被转入A市肺科医院。A市肺科医院的血常规检查结果显示:白细胞18.18×10^9/L,中性粒细胞53.3%,嗜酸性粒细胞47.0%,淋巴细胞绝对值5.75×10^9/L。脑脊液检查:无色微浊,蛋白定性(+),总蛋白0.59 g/L,葡萄糖1.68 mmol/L,氯化物129 mmol/L,白细胞0.375×10^9/L。对莎莎的痰液涂片进行抗酸染色结核杆菌检查2次均为阴性。虽然未检出结核杆菌,仍以抗结核病治疗,每天空腹顿服甲哌利福霉素0.25 g,疗程14天。

莎莎经过抗结核病治疗后症状未见改善,甚至出现意识模糊、连续昏迷5天,并出现呼吸困难等情况。肺部CT显示其两肺均有毛玻璃样的阴影和大小不规则的虫栓结节病灶。

采集患儿的血样和脑脊液送A市精神病院检查发现嗜酸性粒细胞分别高达63%和71%,怀疑患儿可能为寄生虫感染。

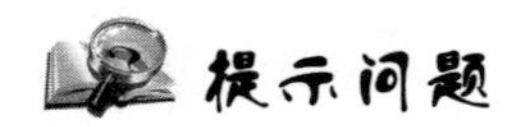

1. 患者血常规检查中的各项指标结果(白细胞数目增多、嗜酸性粒细胞比值上升)有何诊断意义?
2. 患者脑脊液常规检查中的各项指标结果有何诊断意义?
3. 临床上结核病的诊断方法有哪些?
4. 患者肺部CT显示毛玻璃样的阴影和大小不规则的虫栓结节病灶说明了什么?
5. 上述案例中哪些要点支持患者寄生虫感染的推测?
6. 患者最有可能感染哪种(哪几种)寄生虫?
7. 患者确诊还需要再做哪些实验室检查?

主要学习目标

1. 血常规检查和脑脊液检查对于寄生虫病的诊断意义。
2. 肺部CT检查对于寄生虫病的诊断意义。
3. 寄生虫病与相关临床常见病的鉴别诊断。

第三幕　原来竟是它

医生将莎莎的血样和脑脊液送至该省疾病预防控制中心进行相关寄生虫病检测。ELISA(酶联免疫吸附法)检测结果显示血清和脑脊液的广州管圆线虫抗体水平均较高,吸光度(A450)值分别为1.97和1.88,阴性对照仅为0.47。(标本孔A450值与阴性对照孔A450值之比≥2.1,判为阳性)医生随即询问莎莎父母有关患儿的病史,再三追问下,发现莎莎发病前曾食用父母带回来的爆炒(半生不熟)田螺(实为铜锈环棱螺,*Bellamya aeruginosa*)和河蚌。食用10天后即出现上述症状并逐渐加重。结合该患儿的流行病学史、临床症状和体征,及脑脊液和血清学检查结果,临床诊断为广州管圆线虫感染。听到医生的诊断结果后,莎莎的父亲既羞愧又后悔。如果不是当初自己在下班路上带了小吃回来给莎莎尝,莎莎也不会感染这种“可怕”的寄生虫。

7月10日,莎莎被再次转入该省医科大学附属医院住院治疗,院方给予口服阿苯达唑治疗,280 mg/d,分3次服,连服9天。莎莎在接受治疗后第3天起症状开始减轻,视力逐渐恢复,可以看见爸爸妈妈了,也可以扶着床沿在床边玩耍了。一个疗程结束时,莎莎看东西清楚了,头痛消失了,腹痛、腹泻等症状也已经没有了。医生对莎莎做血常规检查发现嗜酸性粒细胞仍高达68%,体格检查发现左腿跛行较为严重。医生与莎莎交谈发现其对答迟钝,言语不流畅。

医生根据莎莎的病情建议莎莎继续住院治疗。然而医生与莎莎父母沟通发现莎莎父亲因此次莎莎住院已经2个月没有工作了,一直守在女儿的身边,家中积蓄也因多处求医就诊所剩无几。在医患双方的沟通协调下,莎莎于7月23日从A省医科大学附属医院出院,携带1个疗程剂量的阿苯达唑在家服用。疗程结束一个月后随访,医生发现莎莎左腿跛行康复,言语对答流畅。那个活泼可爱的小女孩莎莎又回来了。2009年3月13日,莎莎父母带莎莎来到该省医科大学附属医院复查,结果显示其血清广州管圆线虫抗体呈弱阳性,但与治疗前相比已经显著降低。莎莎的父亲也来到莎莎曾经就诊的A市儿童医院,找到那位主管医生,对自己当初粗鲁无礼的行为道歉。憨厚的湘汉子也不会说什么话,只是低着头不好意思地搓着手。主管医生在了解到莎莎的后续情况后,也为莎莎的康复感到高兴。主管医生笑着表示:自从莎莎转院后他也一直关切莎莎的病情,这个事情也给自己上了一课,他会精进业务水平,努力做一位让人民群众信赖的好医生。

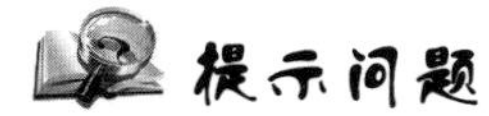

提示问题

1. 可能导致莎莎头痛、颈部强直、恶心、呕吐、步态不稳的原因有哪些？

2. 可能导致莎莎视力逐渐模糊最终完全失明的原因有哪些？

3. 你认为患者莎莎是如何感染上广州管圆线虫的？广州管圆线虫是如何引起腹痛、腹泻等症状的？

4. 患者为什么会出现左腿跛行、言语不畅等症状？

5. 莎莎父母为什么未曾有明显的寄生虫感染症状？

6. 为什么在接受治疗后，患者血清中广州管圆线虫抗体仍呈弱阳性？

7. 请你谈谈如何防治广州管圆线虫病？

8. 现如今，寄生虫病多发病隐匿，易误诊、漏诊。请就如何减少和避免寄生虫病的误诊、漏诊提出自己的建议。

9. 你从本案例中可以收获哪些关于医患关系的启示？请简要谈谈。

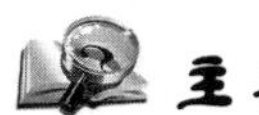

主要学习目标

1. 广州管圆线虫的生活史和致病机制。

2. 患者的众多临床症状与广州管圆线虫感染的病理联系。

3. 寄生虫病发病的特点。

4. 目前寄生虫病防治的形势。

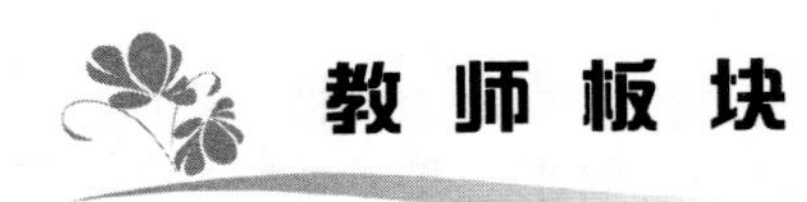

教师板块

一、进行本案例教学,学生应具备的背景知识

1. 病原生物学(人体寄生虫学、微生物学)。
2. 免疫学。
3. 药理学。
4. 诊断学。

二、预期学习目标

1. 熟悉广州管圆线虫的传播方式及感染途径等。

2. 以临床病例为基础,正确理解广州管圆线虫的形态特征,掌握其生活史、发病机制、主要的临床表现,熟悉其治疗原则。

3. 本案例主要是在充分理解广州管圆线虫和广州管圆线虫病基础知识的前提下,注意鉴别诊断,从而进一步掌握广州管圆线虫感染人体的具体表现和相应临床症状,并拓展蠕虫感染与人体免疫相关研究进展的知识面,为培养学生的创新和分析能力打下基础。

三、教案摘要

2008年5月25日,患儿因发热突发腹痛、腹泻就诊,以"腹痛、发热待查"收治入院。入院10天后出现头痛、颈部强直、恶心、呕吐、步态不稳等症状,并发视力模糊,最终失明。患者因症状未好转转诊,以结核性脑膜炎收治入院接受抗结核治疗。期间患者病情逐渐加重,险些危及生命。痰液涂片结核杆菌抗酸染色两次均呈阴性。血常规和脑脊液常规检查发现嗜酸性粒细胞计数升高。肺部CT显示其两肺均有毛玻璃样的阴影和大小不规则的虫栓结节病灶,高度怀疑寄生虫感染。血清和脑脊液标本ELISA检查结果显示广州管圆线虫抗体阳性。确诊为广州管圆线虫感染后,患者接受阿苯达唑治疗,40天后患儿康复。

四、学习内容

1. 广州管圆线虫的形态结构、生活史、发病机制。
2. 广州管圆线虫感染的临床症状。

3. 广州管圆线虫病的实验室检查及诊断方法。

五、关键词

广州管圆线虫病;误诊;重症;食用螺类。

六、注意事项

1. 因学生目前阶段尚不具备深入探讨相关临床知识(比如临床表现、疾病的分型、诊断及鉴别诊断和治疗等)的能力。当发生此类情况时,请教师注意及时纠正。

2. 教师手册请勿与学生分享。

七、参考文献

[1] 张榕燕,李莉莎,林金祥. 幼儿重症广州管圆线虫病1例[J]. 中国寄生虫学与寄生虫病杂志,2010,28(1):71,74.

[2] 王婧,郑晓燕,阴赪宏,等. 25例重症广州管圆线虫病患者的临床观察[J]. 中国寄生虫学与寄生虫病杂志,2007,25(4):333-336.

八、课堂安排

课程进度	内 容	时间安排
一	暖场,推选学生组长、记录人,相互介绍	15分钟
	第一幕:呈递问题,分析病例基本信息,确定学习议题	65分钟
二	根据第一次讨论中汇集的问题分别展开讨论	60～80分钟
	第二幕:脑力激荡,展开讨论,形成初步的概念图	60～80分钟
三	根据第二次讨论中汇集的问题分别展开讨论	60～80分钟
	第三幕:脑力激荡,展开讨论,完善概念图	60～80分钟
四	根据第三次讨论中汇集的问题分别展开讨论	60～80分钟
	完成概念图。师生交流,确定汇报主题	30～60分钟
五	以小组为单位反馈学习心得,进行PPT汇报,并上交学习报告,进行学习过程评价	100分钟
	主持教师对本案例学习过程及学生情况进行教学点评	20分钟

案例四：赤脚暗藏的危机——粪类圆线虫

第一幕　自述症状　迷雾重重

王大哥自述：我是M村的村民，平常在家务农。最近我总是感到肚子疼，有时拉肚子，有时反而便秘。不仅如此，我还感觉到肚脐周围有被火烧一样的感觉，肛周和腹股沟处都有明显的瘙痒，这种情况持续了一个多月。这一个月里我也去医院看过几次，医生告诉我说是消化道出血，让我住院，但也没查出什么问题。直到最近一周出现间断便血，我才来到医院住院。

医生在耐心记录了王大哥的情况后，对他进行了详细的身体检查，体温37.6 ℃，心肺听诊无异常，肝脾无肿大，下肢无水肿，肛周及大腿内侧见小出血点，血常规示：红细胞 3.05×10^{12}/L，血红蛋白 108 g/L，血小板 312×10^{9}/L，白细胞 2.5×10^{9}/L，中性粒细胞 69.0%，淋巴细胞 10.1%，单核粒细胞 8.9%，嗜酸粒细胞 6.3%，血清白蛋白 24.8 g/L，免疫球蛋白 IgM 0.45 g/L、IgG 3.6 g/L。

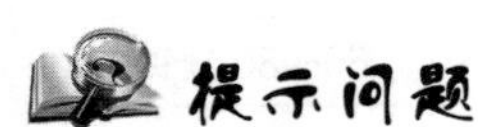

1. 患者的主要症状有哪些？

2. 患者腹泻、腹痛的可能原因是什么？病原生物学上有哪些病原体可以导致腹泻、腹痛？

3. 患者血常规检查中的各项结果有何诊断意义？

4. 患者的体格检查有无异常？其中异常指标有何诊断意义。

5. 如果你是接诊医生，除第一幕中的描述外，你还会询问哪方面的病史？还会对患者做哪些检查？

主要学习目标

1. 总结概括患者的症状表现。
2. 患者发热、咳嗽、腹痛、腹泻便秘交替出现等症状的诊断意义。
3. 患者各项实验室检查的诊断意义。

第二幕　回忆过往　病因渐明

2014年7月31日，患者因间断便血1周收治入院，入院时纳差、乏力、消瘦，伴有轻微咳嗽。在医生的询问下，王大哥提及自己曾患肿瘤并长期服用抗肿瘤药物，半年前做过结肠息肉手术，他回想起2个月前自己一直在地里干活，晚上感觉身上有刺样的疼痛而且还发痒，身上也起了丘疹和小的出血点。自直接赤脚下地之后患者就开始发病且不舒服，但患者并不认为与此有关。5月末6月初正是种植中稻的时节，为图方便很多人都会赤脚下地干活，他从来没听说有人出现过与他相似的病情。王大哥曾经做过结肠多发息肉高频电切除术，半年前查出结肠多发息肉时也同样出现了间断便血、便秘等症状，因此在入院前他一直怀疑是结肠息肉复发。

医生却并不认同王大哥的猜测，综合王大哥既往病史和检查结果，怀疑王大哥是寄生虫感染。于是建议王大哥做进一步的检查。

提示问题

1. 患者是否可能为结肠息肉复发？若确诊结肠多发息肉还需做哪些检查？
2. 你认为该患者的不舒服和赤脚下地干活有无关联？
3. 赤脚下地干活容易感染哪些(种)寄生虫？
4. 你认为王大哥最有可能是哪种(或哪几种)寄生虫感染？
5. 当地人多赤脚下地劳作，为什么只有王大哥会出现不舒服的症状？
6. 为确诊该患者的疾病还需做哪些实验室检查？

主要学习目标

1. 患者的众多症状表现与自身感染寄生虫的病理联系。
2. 接触“疫土”与寄生虫感染的关联。

第三幕 赤脚下地 暗藏危机

粪便常规显示：黄褐色稀便，隐血试验弱阳性，粪便生理盐水涂片在镜下可见虫体2～4条/视野。根据粪类圆线虫杆状蚴头端钝圆、尾部尖细，丝状蚴体表有细横纹、头端钝圆、口腔短、咽管细长约为体长的1/2、尾部细、尾端分叉、生殖器为双管型的特点，将镜检所获虫体鉴定为粪类圆线虫。

在确诊为粪类圆线虫病后，医生给王大哥予阿苯达唑400 mg/d，每日2次驱虫治疗，连服3天为1个疗程，3天后王大哥的症状逐渐缓解，连续3天粪便直接涂片镜检均未检获虫体，隐血试验阴性。7天后复查，粪便也未检获虫体，血常规检查见嗜酸粒细胞为5.8%，开始回归正常值，其余各项指标均未见明显异常，重复了一个疗程，粪便检查仍未检获虫体。临床治愈停药1周后复查无复发。医生判断王大哥痊愈，王大哥一颗悬着的心终于落了下来。

患病的王大哥虽然仅是个例，但却显示出粪类圆线虫感染在该地区有新现与再现的趋势，且M村地处湖北，属亚热带季风气候，四季分明、气候宜人、土地肥沃、水域宽广，适宜寄生虫发育，当地疾控部门应高度重视。

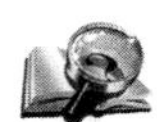

提示问题

1. 人体感染粪类圆线虫有哪些症状与表现？
2. 鉴别粪类圆线虫的主要形态特征有哪些？
3. 粪类圆线虫病有哪些诊断方法？
4. 请你谈谈如何预防感染粪类圆线虫？如何降低粪类圆线虫的误诊率？
5. 患者为什么会有腹泻和便秘交替的症状？
6. 如果你身边的朋友和家人有赤脚下田的习惯，你该如何婉言相劝？
7. 当地的气候条件是否增加了寄生虫的感染机会？请简述理由。
8. 除阿苯达唑外，还可以选择哪些药物治疗粪类圆线虫感染？

主要学习目标

1. 粪类圆线虫病的临床表现和诊断方法。
2. 降低粪类圆线虫的感染率和误诊率的措施。
3. 粪类圆线虫的形态特征、生活史、致病机制和诊断方法。
4. 医学生劝导他人预防疾病的沟通技巧。

教师板块

一、进行本案例教学，学生应具备的背景知识

1. 病原生物学（人体寄生虫学、微生物学）。
2. 免疫学。

二、预期学习目标

1. 熟悉粪类圆线虫的传播方式及感染途径。
2. 以临床病例为基础，正确理解粪类圆线虫形态特征，掌握其生活史、发病机制、主要的临床表现，熟悉其治疗原则。
3. 本案例主要是在充分理解粪类圆线虫和粪类圆线虫感染基础知识的前提下，注意鉴别诊断，从而进一步掌握粪类圆线虫感染人体的具体表现和相应临床症状，拓展蠕虫感染与人体免疫相关研究进展的知识面，为培养学生的创新和分析能力打下基础。

三、教案摘要

M村王大哥因两月前接触“疫土”引起粪类圆线虫感染，接触“疫土”当晚身上出现小出血点、丘疹，并伴有刺痛和痒感。一周后出现消化道症状，腹疼腹泻，腹泻与便秘交替，大概持续一月有余，且腹痛与进食和饥饿无关，脐周有烧灼感，肛周、腹股沟等处皮肤瘙痒，自觉有异物感。期间因消化道出血入院但未查见虫体。入院查体粪便隐血实验弱阳性，粪便生理盐水涂片镜下可见粪类圆线虫的丝状蚴和杆状蚴。综合该患者既往病史、临床症状及实验室检测结果，确定为粪类圆线虫感染。

四、学习内容

1. 粪类圆线虫的形态结构、生活史、发病机制。
2. 粪类圆线虫感染的临床症状。
3. 粪类圆线虫的实验室检查及诊断方法。

五、关键词

粪类圆线虫病;便血;接触“疫土”。

六、注意事项

1. 因学生目前阶段尚不具备深入探讨相关临床知识(比如临床表现、疾病的分型、诊断及鉴别诊断和治疗等)的能力。当发生此类情况时,请教师注意及时纠正。

2. 教师手册请勿与学生分享。

七、参考文献

朱名超,杨勇,荣美.天门市1例粪类圆线虫感染报告[J].中国寄生虫学与寄生虫病杂志,2015,33(1):79.

八、课堂安排

课程进度	内 容	时间安排
一	暖场,推选学生组长、记录人,相互介绍	15分钟
	第一幕:呈递问题,分析病例基本信息,确定学习议题	65分钟
二	根据第一次讨论中汇集的问题分别展开讨论	60~80分钟
	第二幕:脑力激荡,展开讨论,形成初步的概念图	60~80分钟
三	根据第二次讨论中汇集的问题分别展开讨论	60~80分钟
	第三幕:脑力激荡,展开讨论,完善概念图	60~80分钟
四	根据第三次讨论中汇集的问题分别展开讨论	60~80分钟
	完成概念图。师生交流,确定汇报主题	30~60分钟
五	以小组为单位反馈学习心得,进行PPT汇报,并上交学习报告,进行学习过程评价	100分钟
	主持教师对本案例学习过程及学生情况进行教学点评	20分钟

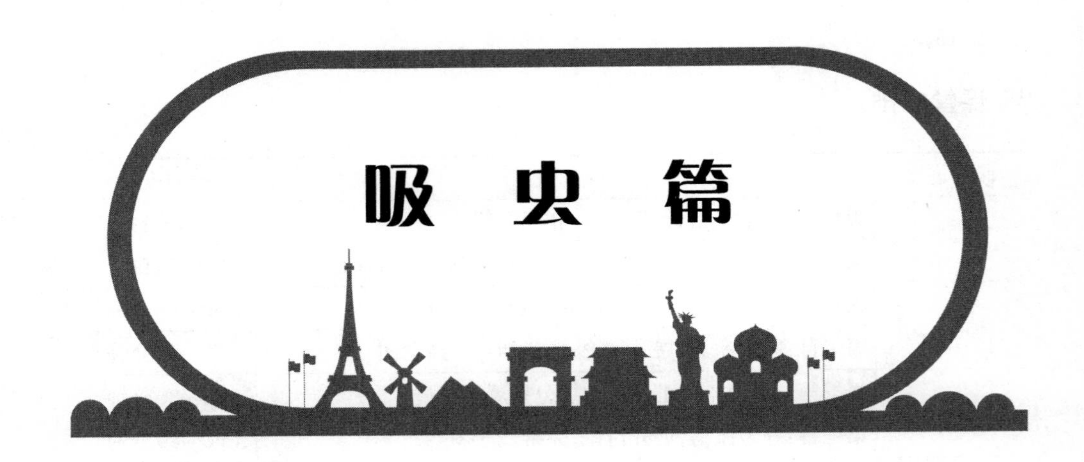

吸虫篇

案例一：一波“三”折——华支睾吸虫

第一幕 旧病复发

唐大哥的自述：我今年39岁，广西壮族自治区百色市平果县人，平时打打鱼，卖卖鱼干，靠着村里的溪河吃饭。今天上午(2016年6月8日)，我在渔船上撒好渔网和鱼苗后，和二弟在船上喝酒聊天，没一会就和二弟跳下河游泳。不知是酒上了头还是咋的，我游着游着，感到头晕，但仗着自己水性好，也就没放在心上。突然我感到一阵一阵的腹痛，持续了一会，仍然不见好转。出于本能，我向着对岸的方向游去，边游着边憋着肚子，游着游着，突然没了力气，往水里沉。二弟以为我脚抽筋了，游过来把我拉上岸。上岸后，我感到心口窝处胀痛，打不起一点精神。二弟赶忙带我来到县里的医院。这几年，我很少参加重体力劳动，时感乏力，常常感冒。2年前我去大医院体检时被查出“胆囊结石并胆囊炎”，治好后，我一直很注意自己的饮食卫生和作息习惯。最近，我感到身体不舒服。每天起床后，眼睛黄黄的，早上的小便也是黄黄的，经常头晕，眼花。那段时间我总感觉身子骨软酥酥的，没什么力气，可能是感冒了。我去县医务室查了体温，医生说是低热。他给我开了几盒感冒药就让我回去了，也难怪，县里就一个医院和医务室，俺们这种小病都到医务室去看，医生也很忙。最近几天，我都按时吃药，状况改善了一点，但还是有点低热，身子稍微有了些力气，觉得没啥，今天就和二弟喝了酒，下了河。

接诊医生耐心地听完了唐大哥的自述，对他进行了详细的体格检查：体温38.5 ℃、脉搏112次/min、呼吸20次/min、血压158/115 mmHg、神清、急性病面容、自动体位、全身皮肤黄染、巩膜黄染、全腹压痛、无反跳痛、胆囊点无压痛、墨菲氏征阳性、肝肋下未触及、肝区叩击痛阳性。行腹部B超、CT等检查，并结合病史，拟诊断为“胆囊结石并胆囊炎”。予以抗炎治疗及对症处理，症状有好转。但近3月来患者眼睛黄染程度加深，一月前出现右上腹阵发性绞痛，发作时疼痛难忍，遂转入上级医院就诊。

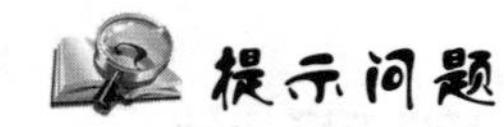

1. 患者为什么会出现眼睛黄、皮肤黄?

2. 医务室的医生为什么只诊断为发热?

3. 你怀疑患者是什么病? 如果你是接诊医生,除第一幕中的描述外,你还会询问患者哪方面的病史?为明确诊断,你还会对患者做哪些检查?

4. 患者腹痛的可能原因是什么?病原生物学上有哪些病原体可以导致腹痛?

5. 患者是否需要做血常规检查?如果需要,结果是什么,有什么意义?

6. 患者是否旧病复发了?

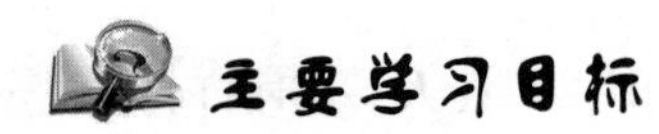

1. 总结概括患者的症状表现。

2. 患者头晕、乏力等症状的诊断意义。

第二幕 唐大哥转诊

因治疗无果，唐大哥的皮肤出现黄染，腹痛未缓解，病情进一步恶化，其来到上级医院求医。2016年10月22日，唐大哥被右江民族医学院附属医院以"身目黄染一周"收治入院，查体、影像学检查与县人民医院检查结果相似。实验室检查结果如下，血常规：白细胞总数上升，嗜酸性粒细胞升高，红细胞数降低，血红蛋白数下降。肝功能检查：总胆红素484.0 μmol/L，直接胆红素402.6 μmol/L，间接胆红素81.4 μmol/L，白蛋白35.7 g/L，丙氨酸转氨酶173 U/L，天冬氨酸转氨酶62 U/L。上腹部CT：① 轻度脂肪肝；② 慢性胆囊炎；③ 肝内外胆管扩张。经上腹部磁共振成像（magnetic resonance imaging，MRI）平扫＋增强，诊断为：胆管多发结石并发胆道梗阻，胆囊结石并发胆囊炎。用活检钳取少许胆管做病理切片，镜下可见：少许胆管黏膜及纤维组织，其中可见疑似寄生虫虫卵及凝固性坏死。切片观察，基本符合血吸虫虫卵，结合寄生部位及广西是血吸虫高发区，医院初步诊断为血吸虫感染。

床位医生询问唐大哥病史，大哥回忆自己曾经患胆囊结石并胆囊炎，家住河边，有吃过当地小鱼、小虾史，家里菜板生熟未分。

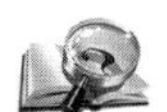

提示问题

1. 患者血常规检查中的各项指标变化（比如嗜酸性粒细胞的升高）有何诊断意义？

2. 为什么之前会诊断为"胆囊结石并胆囊炎"，县医院是否检查不细致？该病与血吸虫感染怎样进一步区别？

3. 为什么患者转氨酶升高？有何意义？有何原因？

4. 你认为唐大哥的一系列不舒服症状和食用淡水鱼虾有无关联？请阐述理由。

5. 为确诊唐大哥的疾病还需做哪些实验室检查？

6. 食用淡水鱼容易感染哪些寄生虫？

7. 结合患者症状、病史、一系列检查及相关血吸虫知识，如果你是临床医生，你会给出怎样的诊断？真的是血吸虫感染吗？

主要学习目标

1. 血吸虫的生活史、致病机制。
2. 患者的众多症状表现与自身感染血吸虫的病理联系。

第三幕　一波“三”折

百色市疾病预防控制中心相关技术人员接到医院的通知，及时赶到医院对患者进行进一步的检查，已知患者有食生鱼片史，入院后常感腹痛，以右上腹及剑突下为主，呕吐胃内容物，非喷射状。控制中心医生取唐大哥近几日粪便做粪便检查，粪便涂片观察后，初步推断为“华支睾吸虫卵”，并建议患者采血检测华支睾吸虫抗体。患者于10月26日采血，标本被送至中国疾病预防控制中心（Chinese Center for Disease Control and Prevention，CDC）寄生虫病预防控制所进行检测，结果显示华支睾吸虫抗体阳性。百色市疾病预防控制中心医生结合中疾控的血液标本结果，最终核实为华支睾吸虫虫卵而非血吸虫虫卵。

医院最后更正诊断为胆管华支睾吸虫感染并发胆管梗阻，化脓性胆管炎，予以抗感染、护肝、保肝、退黄疸、改善循环等对症支持治疗，同时使用吡喹酮药物驱虫治疗，患者未见不良反应。2016年10月31日，患者出院。

华支睾吸虫病是一种人兽共患自然疫源性寄生虫病。我国27个省（自治区、直辖市）有该病例报道。人主要因生食或半生食含有华支睾吸虫囊蚴的淡水鱼或饮用含有囊蚴的溪水感染。我国个别地区淡水鱼华支睾吸虫囊蚴感染率较高，呈散发华支睾吸虫病例报道，家庭聚集性病例较少报道。

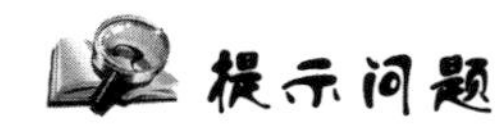

提示问题

1. 人体感染华支睾吸虫有哪些症状与表现？华支睾吸虫病有哪些诊断方法？

2. 如何鉴别血吸虫虫卵和华支睾吸虫虫卵？

3. 试简述本案例中一波“三”折的含义。

4. 医院先前诊断为血吸虫虫卵感染是否有些草率？进一步确诊为血吸虫感染需要哪些检查（提示：可从血吸虫成虫寄生部位、患者症状、患者病史等方面进行分析）？

5. 从卫生学角度谈谈如何降低华支睾吸虫的感染率和误诊率？

6. 从之前误诊为“胆囊结石并胆囊炎”，再之后误诊为“血吸虫感染”，比较一下两次误诊和最终确诊之间的区别？你从中得到了哪些启示？

主要学习目标

1. 华支睾吸虫的临床表现和诊断方法。
2. 降低华支睾吸虫的感染率和误诊率的措施。
3. 医学生劝导他人的沟通技巧。

教师板块

一、进行本案例教学，学生应具备的背景知识

1. 病原生物学（人体寄生虫学、微生物学）。
2. 免疫学。
3. 诊断学。

二、预期学习目标

1. 熟悉华支睾吸虫的传播方式及感染途径。

2. 以临床病例为基础，正确理解华支睾吸虫形态特征，掌握其生活史、发病机制、主要的临床表现，熟悉其治疗原则。

3. 本课题主要是在充分理解华支睾吸虫和华支睾吸虫病基础知识的前提下，注意鉴别诊断，从而进一步掌握华支睾吸虫感染人体的具体表现和相应临床症状，并拓展蠕虫感染与人体免疫的相关研究进展，为培养学生的创新和分析能力打下基础。

三、教案摘要

广西壮族自治区百色市平果县唐大哥因头晕、腹痛、乏力等临床症状入县医院，诊断为“胆囊结石并胆囊炎”，治疗数月后无果，病情恶化，转入右江民族医学院附属医院。综合流行病学史、临床症状、影像学资料、实验室检查结果，拟诊断为“血吸虫感染”。疾病防控中心人员认为患者病史、症状与血吸虫感染不完全相符，对患者进行了进一步检查，粪检涂片之后观察到华支睾吸虫虫卵，未见血吸虫虫卵。采集患者血清进行华支睾吸虫抗体检测，结果为阳性。医院最后更正诊断为胆管华支睾吸虫感染并发胆管梗阻，化脓性胆管炎。

四、学习内容

1. 熟悉病原生物（寄生虫、微生物等）的大体感染途径。

2. 熟悉华支睾吸虫的形态结构，生活史、发病机制、主要临床表现以及实验室检查方法。

五、关键词

华支睾吸虫病;误诊。

六、注意事项

1. 因学生目前阶段尚不具备深入探讨相关临床知识(比如临床表现、疾病的分型、诊断及鉴别诊断和治疗等)的能力。当发生此类情况时,请教师注意及时纠正。

2. 教师手册请勿与学生分享。

七、参考文献

[1] 全国人体重要寄生虫病现状调查办公室. 全国人体重要寄生虫病现状调查报告[J]. 中国寄生虫学与寄生虫病杂志,2005,23(增刊):332-340.

[2] 蒋智华,杨益超,万孝玲,等. 广西华支睾吸虫病地理和流域分布特点的初步分析[J]. 中国热带医学,2015,15(9):1057-1061.

[3] 钱门宝,陈颖丹,周晓农. 从认识到实践:纪念华支睾吸虫发现140周年[J]. 中国寄生虫学与寄生虫病杂志,2014,32(4):247-252.

[4] 李燕榕,陈宝建,方彦炎,等. 一起华支睾吸虫感染报告[J]. 寄生虫病与感染性疾病,2006,4(4):215-216.

八、课堂安排

<table>
<tr><th>课程进度</th><th>内　容</th><th>时间安排</th></tr>
<tr><td rowspan="2">一</td><td>暖场,推选学生组长、记录人,相互介绍</td><td>15分钟</td></tr>
<tr><td>第一幕:呈递问题,分析病例基本信息,确定学习议题</td><td>65分钟</td></tr>
<tr><td rowspan="2">二</td><td>根据第一次讨论中汇集的问题分别展开讨论</td><td>60~80分钟</td></tr>
<tr><td>第二幕:脑力激荡,展开讨论,形成初步的概念图</td><td>60~80分钟</td></tr>
<tr><td rowspan="2">三</td><td>根据第二次讨论中汇集的问题分别展开讨论</td><td>60~80分钟</td></tr>
<tr><td>第三幕:脑力激荡,展开讨论,完善概念图</td><td>60~80分钟</td></tr>
<tr><td rowspan="2">四</td><td>根据第三次讨论中汇集的问题分别展开讨论</td><td>60~80分钟</td></tr>
<tr><td>完成概念图。师生交流,确定汇报主题</td><td>30~60分钟</td></tr>
<tr><td rowspan="2">五</td><td>以小组为单位反馈学习心得,进行PPT汇报,并上交学习报告,进行学习过程评价</td><td>100分钟</td></tr>
<tr><td>主持教师对本案例学习过程及学生情况进行教学点评</td><td>20分钟</td></tr>
</table>

案例二：喘不过气的小阳
——斯氏并殖吸虫

第一幕 活泼的小阳“感冒”了

近日，一向活泼好动的小阳一反常态，不仅不和小伙伴们一起踢球了，还经常嚷嚷着喘不过气来，呼吸困难。“妈妈，我这里堵得慌。”小阳去厨房，指着他的胸口和正在做菜的妈妈说，“感觉吸口气都要费好大的力啊。”小阳妈妈见状，以为小阳只是简单的感冒，于是给小阳熬了姜汤，平日里更注意小阳保暖问题。约莫过了一周，小阳依旧没有好转。于是，2016年2月20日，小阳父母带着小阳去了一所离家不远的三甲医院。不去不知道，一去吓一跳！小阳因“胸闷一周，无发热、咳嗽、咳痰”进行检查，竟在医院被诊断为“结核性胸膜炎”！医院的检查结果如下：肺部多层螺旋CT(MSCT)显示双下肺少量胸腔积液；结核菌素纯蛋白衍生物皮试(+)；血常规：血红蛋白108 g/L，白细胞计数11×10^9/L，中性粒细胞26%，淋巴细胞29.8%，单核细胞5%，嗜酸性粒细胞38.2%，血小板360×10^9/L。在医生的建议下，小阳转去传染病医院以“结核性胸膜炎”被予以抗结核治疗，但胸闷症状改善不明显。小阳在传染病医院做了相应检查，结果如下：MSCT显示胸水量与先前的三甲医院MSCT检查变化不大；多次查血常规，嗜酸性粒细胞为35%，血小板为350×10^9/L。小阳父母并不知道这些数据意味着什么，只是对小阳无既往肝炎病史及无结核密切接触史，并已经按国家免疫规划免疫，竟还患此病表示些许疑惑。

提示问题

1. 小阳的主要症状有哪些？
2. 小阳母亲最初的主观判断是否有相关根据，是否可取？
3. 小阳血常规检查中的各项指标变化(白细胞数目增多、嗜酸性粒细胞数目增多)有何诊断意义?

4. 小阳是否可能患有结核性胸膜炎?如确诊结核性胸膜炎还需做哪些检查?请阐述你的理由(找出案例中的证据作为支撑)。

5. 小阳在传染病医院多次查血常规发现嗜酸性粒细胞为35%有何提示意义?

6. 如果你是接诊医生,除第一幕中的描述外,你还会询问哪方面的病史?还会对患者做哪些检查?

7. 国家免疫规划免疫有哪些内容(拓展)?

主要学习目标

1. 总结概括患者的症状表现。

2. 患者各项实验室检查的诊断意义。

3. 了解结核性胸膜炎的发病原因以及判断标准。

第二幕 突然抽搐

2016年5月26日，小阳突然出现了左侧上肢不自主抽搐，持续了大约30 min，其他肢体无异常、无意识丧失、无头痛，抽搐停止后无不适。这可吓坏了小阳父母，他们赶紧带小阳去了常去的三甲医院。医院行脑电图检查提示“轻度异常脑电图”，但并未对小阳进行治疗。2016年5月29日小阳再次出现抽搐，小阳父母又带小阳来到湖北医药学院附属人民医院。小阳被收入急诊科后行头颅增强磁共振成像(MRI)检查提示“颅内占位并出血”，以“颅内占位待查”收治于神经外科，后经会诊以“肺吸虫病”转儿科治疗。在医生的询问下，小阳母亲回忆起去年11月为了给小阳补身体曾让小阳食用了不少生蟹。医生对小阳进行了体检和辅助检查。体检：未见皮下结节，未扪及浅表淋巴结肿大。双下肺听诊呼吸音稍弱，心脏未发现异常，腹平软，肝脾未及，肝区叩痛(—)，腹水征(—)。颅神经无异常，颈软，Kernig征(—)，Brudzinski症(—)，病理反射未引出。辅助检查：① 头颅增强MRI检查提示寄生虫病并出血可能，见图1。② 双肺MSCT检查：双下肺少量胸腔积液(与先前三甲医院MSCT比较变化不大)。③ 病原学检查：斯氏并殖吸虫皮试(3+)；结构菌素试验(PDD)(+)；结核感染T细胞检测(T-SPOT.TB)(—)；结核抗体IgM(—)；乙型肝炎病毒标志物(—)、抗-甲型肝炎病毒(—)、抗-丙型肝炎病毒(—)、抗-戊型肝炎病毒(—)和12项自身免疫性肝炎抗体(—)。

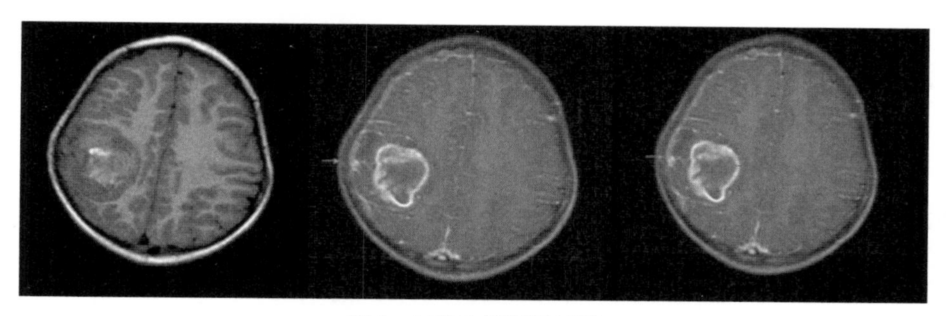

图1 患者头颅增强MRI

注：右侧颅内血肿形成，右侧额顶叶呈不规则强化，范围约为33 mm × 66 mm，病灶内可见斑片状不均匀强化灶，强化灶内可见条横向“隧道”影(引自文献1)。

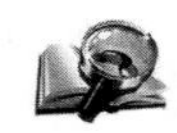

提示问题

1. 食用生蟹容易感染哪些(种)寄生虫?
2. 该医院对患者做头颅增强MRI有何考量?
3. 小阳是否真的患有结核性胸膜炎?为什么?
4. 你认为小阳可能所患何病?与食用生蟹有无关联?请阐述理由。
5. 根据第二幕和相关资料推断,为确诊小阳的疾病还需要做哪些实验室检查?

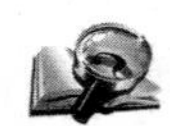

主要学习目标

1. 从病原生物学角度考虑食用生蟹是否健康卫生。
2. 斯氏并殖吸虫的第一宿主和中间宿主、生活史、致病机制。
3. 患者的众多症状与自身感染斯氏并殖吸虫的病理联系。

第三幕 化险为夷

最终小阳被诊断为“肺吸虫病(脑型、肺型)”,在肺吸虫皮试显示(+++)后,采用吡喹酮进行大剂量驱虫治疗。鉴于吡喹酮对心脏、神经系统不良反应较重,治疗前需要患者家属签署知情同意书。按照既往肺吸虫病大剂量治疗方案(吡喹酮25 mg/(kg·次)、3次/天、连服2天;间隔1周再按上述剂量治疗1疗程);治疗后胸闷症状减轻,未再发生癫痫,无心悸、发热、腹胀等不适;第1疗程1周后复查:Hb 110 g/L,WBC 10.1×10^9/L,N 32.1%,L 29.1%,EOS 29.0%,M 7.8%,PLT 340×10^9/L;ALT、AST、血尿素氮(blood urea nitrogen,BUN)、肌酐(creatinine,Cr)和凝血功能指标均正常。根据WBC、EOS和PLT结果,给予吡喹酮第3疗程驱虫治疗,患者胸闷症状进一步减轻,无不良反应发生。第3疗程1周后复查:Hb 111 g/L,WBC 9.8×10^9/L,N 36.9%,L 30.9%,EOS 26.1%,M 5.1%,PLT 331×10^9/L;ALT、AST、BUN、Cr和凝血功能指标均正常。根据WBC、EOS、PLT检查结果,给予吡喹酮第4疗程驱虫治疗,小阳胸闷症状消失,无不良反应发生。第4疗程1周后复查:Hb 110 g/L,WBC 9.2×10^9/L,N 46.2%,L 31.1%,EOC 16.9%,M 3.8%,PLT 320×10^9/L;ALT、AST、BUN、Cr以及凝血功能指标正常。根据WBC、EOS、PLT检查结果,给予吡喹酮第5疗程驱虫治疗,治疗过程中无不良反应发生;体检无阳性体征。第5疗程治疗结束1周后复查:Hb 115 g/L,WBC 9.0×10^9/L,N 56.5%,L 31.8%,EOS 7.1%,M 2.6%,PLT 310×10^9/L;ALT、AST、BUN、Cr和凝血功能指标均正常。就这样小阳使用吡喹酮驱虫治疗5个疗程,并在疗程结束观察2周后出院。出院时无癫痫发作,无胸闷、发热;体检无阳性体征;血清EOS为6.1%,其他血常规检查结果正常。4周后随访,血常规检查结果全部正常。小阳终于恢复了从前活力满满的样子,蹦蹦跳跳地说再也不会喘不过气了。但小阳父母和医生依然心有余悸,误食生蟹让小阳饱受痛苦,由于误诊使本可以实现临床治愈的小阳可能发生终生继发性癫痫并发症……

提示问题

1. 人体感染斯氏并殖吸虫有哪些症状与表现?斯氏并殖吸虫病有哪些诊断方法?

2. 斯氏并殖吸虫病的治疗方法有哪些?为何要在治疗前签署知情同意书?

3. 本案例对小阳的治疗有何特殊之处？为什么每个疗程治疗后都要进行相关检查才能进入下一个疗程？每个疗程的指标有何变化？说明了什么？

4. 本案例为何会发生误诊？

5. 从卫生学角度谈谈如何降低斯氏并殖吸虫的感染率和误诊率？

6. 如果你身边的朋友和家人喜爱食用生蟹，你该如何婉言相劝？

7. 为何出院时要观察小阳是否有癫痫发作？癫痫与误诊推延可能有关吗？

8. 如果你是医生，你会如何向小阳家长告知由于误诊使本可以实现临床治愈的小阳可能发生终生继发性癫痫并发症的情况？

主要学习目标

1. 斯氏并殖吸虫病的临床表现和诊断方法。
2. 降低斯氏并殖吸虫的感染率和误诊率的措施。
3. 医生与患者及其家属之间的沟通技巧。

教师板块

一、进行本案例教学,学生应具备的背景知识

1. 病原生物学(人体寄生虫学、微生物学)。
2. 免疫学。
3. 神经病学。
4. 诊断学。

二、预期学习目标

1. 熟悉斯氏并殖吸虫的传播方式及感染途径等。

2. 以临床病例为基础,正确理解斯氏并殖吸虫形态特征,掌握其生活史、发病机制、主要临床表现,熟悉其治疗原则。

3. 本案例主要是在充分理解斯氏并殖吸虫和斯氏并殖吸虫病基础知识的前提下,注意鉴别诊断,从而进一步掌握斯氏并殖吸虫感染人体的具体表现和相应临床症状,为培养学生的创新和分析能力打下基础。

4. 本案例由于误诊使本可以实现临床治愈的患者可能发生终生继发性癫痫并发症,希望引起同学们对仔细全面病史询问和检查结果准确判断的重视。

三、教案摘要

6岁男性患儿小阳,因"抽搐2次"于2016年5月29日收入湖北医药学院附属人民医院急诊科。头颅增强MRI提示"颅内占位并出血",以"颅内占位待查"收治于神经外科,后经会诊以"肺吸虫病"转儿科治疗。询问病史,3个月前因"胸闷1周,无发热、咳嗽、咳痰",在十堰市某三甲医院诊断为"结核性胸膜炎";在十堰市某传染病医院以"结核性胸膜炎"予以抗结核治疗,胸闷症状改善不明显;追问病史,患儿于患"结核性胸膜炎"前4个月有食用生蟹史。

四、学习内容

1. 斯氏并殖吸虫的形态结构、生活史和发病机制。
2. 斯氏并殖吸虫感染的临床症状。
3. 斯氏并殖吸虫病的实验室检查及诊断方法。

五、关键词

斯氏并殖吸虫病;生蟹;误诊。

六、注意事项

1. 因学生目前阶段尚不具备深入探讨相关临床知识(比如临床表现、疾病的分型、诊断及鉴别诊断和治疗等)的能力。当发生此类情况时,请教师注意及时纠正。

2. 教师手册请勿与学生分享。

七、参考文献

[1] 卢晓琴,雷飞飞,李儒贵,等. 脑型肺吸虫病误诊为结核性胸膜炎一例并文献分析[J]. 中华实验和临床感染病杂志(电子版),2018,12(6):621-624.

[2] 赵琴,胡波,李儒贵,等. 1例肺吸虫病误诊结核病分析[J]. 医学动物防制,2019,35(4):402-403.

[3] 徐虹,洪秀凤. 生吃醉蟹致肺吸虫病1例[J]. 心肺血管病杂志,2019,38(3):312,320.

[4] 熊道学,姜建渝,隆福娟,等. 肺吸虫病患儿血清免疫球蛋白的分析[J]. 公共卫生与预防医学,2019,30(2):143-145.

[5] Oey H, Zarkrzewski M, Narain K, et al. Whole-genome sequence of the oriental lung fluke Paragonimus westermani[J]. GigaScience, 2019,8(1). DOI: 10.1093/gigascience/giy146.

[6] 吴南海,谢益兵. 儿童脑型肺吸虫病1例诊治分析[J]. 浙江中西医结合杂志,2018,28(5):412-414,339.

[7] 房晴晴,冯萍. 肺吸虫病误诊结核性胸膜炎1例[J]. 寄生虫病与感染性疾病,2018,16(2):112-113.

八、课堂安排

课程进度	内　容	时间安排
一	暖场,推选学生组长、记录人,相互介绍	15分钟
	第一幕:呈递问题,分析病例基本信息,确定学习议题	65分钟
二	根据第一次讨论中汇集的问题分别展开讨论	60~80分钟
	第二幕:脑力激荡,展开讨论,形成初步的概念图	60~80分钟
三	根据第二次讨论中汇集的问题分别展开讨论	60~80分钟
	第三幕:脑力激荡,展开讨论,完善概念图	60~80分钟

续表

课程进度	内　　容	时间安排
四	根据第三次讨论中汇集的问题分别展开讨论	60～80分钟
	完成概念图。师生交流,确定汇报主题	30～60分钟
五	以小组为单位反馈学习心得,进行PPT汇报,并上交学习报告,进行学习过程评价	100分钟
	主持教师对本案例学习过程及学生情况进行教学点评	20分钟

案例三:都是好吃惹的祸
——卫氏并殖吸虫

第一幕　被工友送来的林大哥

林大哥的自述:我今年32岁,是个建筑工人,在县城工地里做些活。今天上午(2015年12月24日),我在县城工地上和工友们正有说有笑地干着活。我一边干活一边感觉肚子好胀,自从早上起来就有这种感觉,但是我早饭吃的并不多。我先是感到隐隐作痛,后来慢慢加重,也说不清具体是哪里痛。肚子痛持续了有一会,还是不见好转。我捂着肚子,豆大的汗珠不断从额头上往下掉。我正准备坐下来休息,突然两眼一黑就晕倒在了工地上,后面就什么也记不得了,醒来的时候发现工友把我送到了县医院。这几年我身体没什么毛病,能吃能喝。最近一次体检(3个月前)没有发现肠胃疾病,最近两天也没有吃什么不干净的东西。但是10天前我发现身体开始有点不舒服。我开始咳嗽、有痰,痰是铁锈色的,还带着血丝。那段时间我总感觉浑身乏力,可能是感冒了。我去村医务室量了体温,医生说是低热。他给我开了几盒感冒药和一瓶止咳糖浆就让我回家了。因为工地活忙,我没有每天按时吃药,咳嗽也没有明显好转,直到今天因为肚子痛,我被送到县医院。

接诊医生耐心记录了林大哥的自述,对他进行了细致的体格检查,无明显异常,排除急性腹膜炎等体征,又对林大哥进行了一系列实验室检查。胸腹部CT示:两肺感染性病变,考虑结核可能,两侧胸膜腔少量积液,下腹腔积液。血常规示:白细胞$12.35\times10^9/L$,淋巴细胞百分比12.0%,中性粒细胞百分比30.4%,嗜酸粒细胞百分比54.3%、计数$6.71\times10^9/L$,超敏C反应蛋白13.95,血沉23 mm/h。接诊医生对林大哥暂时予抗炎及对症处理,因为并不明确其具体病因,遂建议林大哥到上级医院进行确诊。

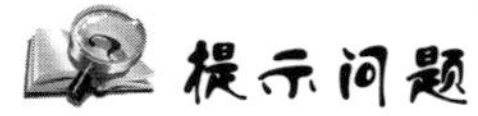

提示问题

1. 患者的主要症状有哪些？

2. 患者腹痛的可能原因是什么？病原生物学上有哪些病原体可以导致腹痛？

3. 患者咳嗽、咳铁锈色的痰会是因为“感冒”吗？

4. 患者胸腹部CT结果有何诊断意义？

5. 患者血常规检查中的各项指标变化(白细胞数目增多、嗜酸性粒细胞数目增多)有何诊断意义？

6. 患者是否可能患有肺结核？如确诊肺结核还需做哪些检查？请阐述你的理由(找出案例中证据作为支撑)。

7. 从第一幕的描述中，你可以总结出哪些结论？

8. 如果你是接诊医生，除第一幕中的描述外，你还会询问哪方面的病史？还会对患者做哪些检查？

主要学习目标

1. 总结概括患者的症状。

2. 患者发热、咳嗽、咳铁锈色痰、乏力等症状的诊断意义。

3. 患者各项实验室检查的诊断意义。

第二幕　林大哥的回忆

2015年12月25日，患者林某被上海市职业病防治院以拟“多浆膜腔积液”收治入院。查体无明显异常，实验室检查同先前在县人民医院检查结果相似。上海职业病防治院的医生结合患者的具体症状、影像学资料和实验室检查，对林大哥追问病史。林大哥这才回忆起10月份他在岳父家聚餐的经历，但他并不认为是那次聚餐导致了他日后的不舒服。

2015年10月26日，林大哥接到岳父赖大叔的电话，他邀请林大哥和他女儿到家里喝酒吃醉蟹。当天赖大叔叫上了自己弟弟、弟媳和在县城做工的女儿、女婿（林大哥）等人一起享用腌制好的美味醉蟹。持螯把酒，不一会儿几十只醉蟹就被大家伙给消灭了。酒足饭饱后，大家围坐桌前唠着家常，享受着难得的欢聚时光。原来5天前，赖大叔上山砍柴时在一处瀑布下游捕获了几十只溪蟹，他将这些溪蟹带回家做成了醉蟹。

所谓“醉蟹”是江浙沿海地区的一道特色美食。其做法是将新鲜河蟹洗净后放入坛中，倒入黄酒、白酒、食盐、佐料等浸泡。腌制一段时间后，开坛生食。

 提示问题

1. 从醉蟹的制作方法来看，你认为传统美食醉蟹是否卫生健康？
2. 食用醉蟹容易感染哪些（种）寄生虫？
3. 你认为林大哥的不舒服和食用醉蟹有无关联？请阐述理由。
4. 为确诊林大哥的疾病还需做哪些实验室检查？

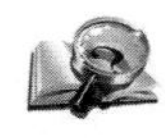 主要学习目标

1. 从病原生物学角度考虑传统美食醉蟹是否健康卫生。
2. 并殖吸虫的生活史、致病机制。
3. 患者的众多症状表现与自身感染并殖吸虫的病理联系。

第三幕　原来是好吃惹的祸

听了林大哥的讲述，上海市职业病防治院医生建议林大哥采血检测并殖吸虫抗体。患者林大哥于12月30日采血，标本被送至中国疾病预防控制中心寄生虫病预防控制所检测，结果显示并殖吸虫抗体阳性。上海市职业病防治院的医生结合CDC的血液标本结果，建议患者转院治疗。患者至上海复旦大学附属医院进一步诊治，并被确诊为并殖吸虫感染。头颅MRI检查未见异常，查体发现体表无游走性包块，给予吡喹酮口服驱虫治疗，患者未见不良反应。2016年1月18日，患者出院。

2016年2月3日，本次一同食用溪蟹的其他7名家庭成员中，有6人出现类似首发病例林大哥一般的低热、腹痛、咳嗽、咳铁锈色痰、胸腔积液、胸闷、体表无游走性包块等临床症状和体征。经人民医院检查血清进行并殖吸虫抗体检测，结果显示：5例阳性，1例弱阳性，1例阴性。

并殖吸虫病是一种人兽共患、自然疫源性寄生虫病，我国27个省（自治区、直辖市）有该病例报道。人主要因食生或半生含有并殖吸虫囊蚴的淡水蟹类、蝲蛄或饮用含有囊蚴的溪水感染。我国个别地区溪蟹并殖吸虫囊蚴感染率较高，呈散发并殖吸虫病例报告，但家庭聚集性病例较少报道。

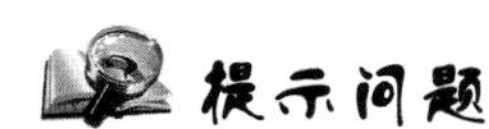

提示问题

1. 人体感染并殖吸虫有哪些症状与表现？并殖吸虫病有哪些诊断方法？

2. 华山医院对患者做头颅MRI有何考量？查体发现体表未见游走性包块有何诊断意义？

3. 8名家庭成员均生食醉蟹，为什么其中有1人未出现并殖吸虫感染的临床症状和体征？

4. 从卫生学角度谈谈如何降低并殖吸虫的感染率和误诊率？

5. 如果你身边的朋友和家人喜爱食用醉虾、醉蟹，你该如何婉言相劝？

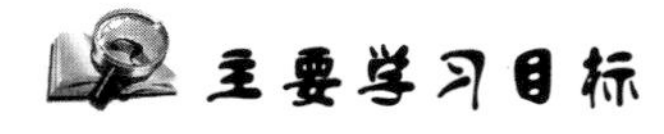

主要学习目标

1. 并殖吸虫病的临床表现和诊断方法。
2. 降低并殖吸虫的感染率和误诊率的措施。
3. 医学生劝导他人的沟通技巧。

教师板块

一、进行本案例教学，学生应具备的背景知识

1. 病原生物学（人体寄生虫学、微生物学）。
2. 免疫学。
3. 诊断学。

二、预期学习目标

1. 熟悉并殖吸虫的传播方式及感染途径等。

2. 以临床病例为基础，正确理解并殖吸虫形态特征，掌握其生活史、发病机制、主要的临床表现，熟悉其治疗原则。

3. 本案例主要是在充分理解并殖吸虫和并殖吸虫病基础知识的前提下，注意鉴别诊断，从而进一步掌握并殖吸虫感染人体的具体表现和相应临床症状，拓展蠕虫感染与人体免疫的相关研究进展，为培养学生的创新和分析能力打下基础。

三、教案摘要

2015年10月，温州市某县1家8人共同生食醉蟹引起家族聚集性并殖吸虫病，其中1人未发病，7人在食后2～3个月间相继出现发热、咳嗽、咳痰、乏力、胸痛、腹痛等临床症状和体征。采集患者血清进行并殖吸虫抗体检测，结果显示：5例阳性，1例弱阳性，1例阴性。综合7名患者流行病学史、临床症状、影像学资料及实验室检测结果，确定本次为家庭聚集性并殖吸虫病。

四、学习内容

1. 并殖吸虫的形态结构，感染方式、感染阶段以及生活史、发病机制。
2. 并殖吸虫感染的临床症状。
3. 并殖吸虫病的实验室检查及诊断方法。

五、关键词

并殖吸虫病；家庭聚集性；食用醉蟹。

六、注意事项

1. 因学生目前阶段尚不具备深入探讨相关临床知识(比如临床表现、疾病的分型、诊断及鉴别诊断和治疗等)的能力。当发生此类情况时,请教师注意及时纠正。

2. 教师手册请勿与学生分享。

七、参考文献

[1] 倪庆翔,林小邀,姚立农,等. 温州市一起家庭聚集性并殖吸虫病调查[J]. 中国寄生虫学与寄生虫病杂志,2016,34(5):448-450.

[2] 刘芸,郑小蔚,郭琪琼,等. 并殖吸虫病诊断研究进展[J]. 江西医学检验,2005,(6):585-586,552.

八、课堂安排

课程进度	内　容	时间安排
一	暖场,推选学生组长、记录人,相互介绍	15分钟
	第一幕:呈递问题,分析病例基本信息,确定学习议题	65分钟
二	根据第一次讨论中汇集的问题分别展开讨论	60~80分钟
	第二幕:脑力激荡,展开讨论,形成初步的概念图	60~80分钟
三	根据第二次讨论中汇集的问题分别展开讨论	60~80分钟
	第三幕:脑力激荡,展开讨论,完善概念图	60~80分钟
四	根据第三次讨论中汇集的问题分别展开讨论	60~80分钟
	完成概念图。师生交流,确定汇报主题	30~60分钟
五	以小组为单位反馈学习心得,进行PPT汇报,并上交学习报告,进行学习过程评价	100分钟
	主持教师对本案例学习过程及学生情况进行教学点评	20分钟

案例四：游泳得的病——血吸虫

第一幕　胃肠型感冒？

浩浩是家中独子，正值“猫狗都嫌”的年纪加上家人的宠爱，8岁的浩浩成了不折不扣的淘气小子。厌倦了城里的高楼大厦、车来车往，浩浩磨着妈妈这个暑假一定要带他去农村的外婆家。转眼假期来临，浩浩如愿以偿。到了农村的浩浩每天除了吃饭、睡觉的时间会出现在家里，其他时间连人影儿都看不到。每天回来的时候要么衣服上沾满了泥，要么裤腿儿上破了个洞，甚至有时候浑身湿漉漉的，一看就是从河里爬上来的。

就这么“放养”了没几天，浩浩从一个白胖小子变成了一块黑疙瘩，身上还起了小疹子。外婆见浩浩总挠来挠去，就帮他擦点风油精止痒。外婆告诉浩浩这是被河里的“鸭虱子”咬的，并趁机要求浩浩不要再下河了。一个月后的一天，天气非常热，晚上浩浩把空调温度调得很低，早上起来他就觉得头疼、肚子疼，想拉肚子。外婆摸了一下浩浩的脑门儿，发现他发烧了，外婆觉得是头天晚上吹空调着凉了，于是马上带浩浩去了村里的卫生诊所。医生简单地检查了一下，说浩浩得了胃肠型感冒，开了布洛芬和藿香正气水让浩浩按时服用。可是3天过去了，浩浩非但没有好转，还开始咳嗽了。

提示问题

1. 皮肤起疹子的原因有哪些？
2. 下水游泳可能会引起什么疾病？会不会引起皮疹？
3. 发热的常见病因有哪些？
4. 腹泻的常见病因有哪些？
5. 胃肠型感冒的临床表现如何？

6. 布洛芬和藿香正气水的药理作用是什么?
7. 咳嗽的常见病因有哪些?

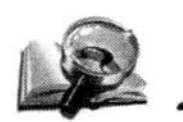

主要学习目标

1. 皮疹的病因。
2. 发热的病因。
3. 腹泻的病因。
4. 胃肠型感冒的临床表现。
5. 咳嗽的病因。

第二幕　突如其来的便血

由于浩浩的病几天都没见好转,外婆赶紧联系了浩浩的妈妈,妈妈让外婆尽快带浩浩去县医院,并且自己也立刻赶来。到县医院后,医生给浩浩查体:T 39.1℃,P 92次/min,R 22次/min,BP 70/50 mmHg,咽红充血,扁桃体Ⅰ度肿大,肝区压痛。血常规:Hb 116 g/L, PLT 230×10^9/L,WBC 11.0×10^9/L,RBC 4.24×10^{12}/L,NEU 20.1%, BAS 0.2%, LYM 20.5%, MON 5.6%, EOS 25%。医生同时让浩浩做了X线检查和B超检查,X线检查显示双肺均匀分布粟粒状阴影,边缘模糊,双肺门结构正常,未见胸水征象;B超检查见肝实质光点增粗、脾稍大。医生初步诊断为肺部感染合并细菌性腹泻,开了先锋霉素、病毒唑、头孢哌酮舒巴坦让浩浩回家服用,3天不见好转再来。

回到外婆家,浩浩按照医嘱吃了两天药,竟一点好转的迹象都没有,仍然高烧不退,咳得越来越厉害。妈妈很着急,又带着浩浩到了县医院。这次妈妈托老家的朋友找了个有经验的医生,希望能尽快治好浩浩。医生建议住院检查,入院的第二天早晨护士给浩浩抽了血,还叮嘱妈妈要留浩浩的尿和大便样本。就在妈妈准备给浩浩留大便样本的时候,妈妈发现浩浩居然便血了。

提示问题

1. 嗜酸性粒细胞高可能提示哪些疾病?
2. 肺部感染的常见病因有哪些? 分别有什么样的影像学特征?
3. 细菌性腹泻的临床表现如何? 该如何诊断?
4. 医生初步诊断为“肺部感染合并细菌性腹泻”,你觉得对不对?
5. 你觉得看病托关系找人的现象反映了什么社会问题?
6. 儿童便血的常见病因有哪些?

主要学习目标

1. 肺部感染的病因。
2. 儿童便血的病因。

第三幕 原来是血吸虫

妈妈马上联系了医生，医生请检验科加急检查了浩浩的大便样本。结果很快出来了，黏液血便，镜下有大量分散的红细胞，粪便沉渣镜检发现血吸虫卵。医生立刻联系了省血吸虫病防治研究所(以下简称血防所)，并送去了浩浩的血液和粪便样本。浩浩的血液样本检查结果也出来了，血常规仍然是嗜酸性粒细胞高，达到了35%，ESR 30 mm/h，CRP 50 mg/L。生化检查：ALT 285 U/L，AST 223 U/L，γ-GT 15 U/L，LDH 358 U/L，AKP 350 U/L，TP 66 g/L，ALB 48 g/L，G 57 g/L，TBIL 12.6 μmol/L，DBIL 3.6 μmol/L。肝炎指标：HBsAg(－)，HBsAb(＋)，HBeAg(－)，HBeAb(－)，HBcAb(－)；HCV-Ab(－)；HAV-IgM(－)；HEV-IgM(－)，HEV-IgG(－)。医生说浩浩很可能是感染了血吸虫。

血防所接到样本马上进行了间接血凝试验和粪检，结果显示间接血凝试验阳性；粪检血吸虫卵阳性，确诊为急性日本血吸虫病。血防所给医院提供了治疗血吸虫需要的吡喹酮，并告知用法用量：总剂量为120 mg/kg体重，分6天口服，总剂量的前1/2在第1～2天内服完，剩余1/2在3～6天内服完，每日剂量再分2次口服。医院在得知浩浩确诊为急性血吸虫病后将该病例进行了网报，同时向当地疾控中心报告该病例。医生在收到吡喹酮后马上对浩浩进行了治疗。治疗一周后浩浩终于退烧了，也不便血了，但是嗜酸性粒细胞仍然有20%，其他指标仍有部分未恢复正常：ALT 82 U/L，AST 53 U/L，CRP 18.9 mg/L，ESR 22 mm/h。

医生跟妈妈说浩浩可以出院了，但是浩浩的肝功能没有完全恢复，出院后需要继续保肝治疗，2个星期以后回来复查血常规和肝功能，45天以后复查粪便，3个月以后复查肝脏B超。医生告诉浩浩这次是因为他下水游泳才感染了血吸虫，所以出院后不要再去游了，浩浩连连点头。出院后浩浩谨遵医嘱，不仅恢复了健康，连性格都变了，从一个淘气包变成了乖宝宝。

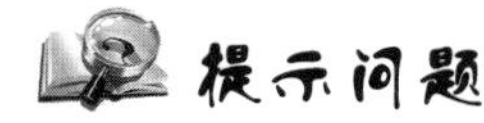

提示问题

1. 黏液血便的病因有哪些？
2. 血吸虫病如何诊断？
3. 急性血吸虫病的致病机制、临床表现如何？
4. 血吸虫病是如何传播的，又是如何诊断和治疗的？

5. 血吸虫病如何上报？

6. 请你分析一下，为什么浩浩会出现发热、咳嗽、便血的症状？为什么肝功能会异常？

主要学习目标

1. 黏液血便的病因。
2. 血吸虫的生活史。
3. 血吸虫病的致病机制、临床表现、诊断和治疗。
4. 血吸虫病的流行。
5. 血吸虫病的上报。

教师板块

一、进行本案例教学,学生应具备的背景知识

1. 人体寄生虫学。
2. 免疫学。
3. 人体解剖学。
4. 诊断学。

二、预期学习目标

1. 掌握血吸虫的生活史和致病机制。
2. 掌握血吸虫病的临床表现、诊断和治疗方法。
3. 了解血吸虫病的上报流程。

三、教案摘要

8岁的浩浩到农村外婆家过暑假,下水游泳后身上出现皮疹。一个月后浩浩出现了发热、头痛、腹泻的症状。村卫生所医生按胃肠型感冒治疗3天,浩浩未见好转并开始咳嗽。患儿转至县医院,经检查诊断为肺部感染合并细菌性腹泻,治疗2天后仍然高烧、咳嗽,遂再次到县医院住院检查,不久出现便血。经大便检查发现血吸虫卵,将样本送至血防所进行确认,最终诊断为急性血吸虫病。经吡喹酮治疗后,浩浩逐渐康复。

四、学习内容

1. 血吸虫的生活史及致病机制。
2. 血吸虫病的感染方式、临床表现、诊断和治疗。
3. 血吸虫病的上报。

五、关键词

血吸虫;游泳;发热;腹泻;肺炎。

六、注意事项

1. 因学生目前阶段尚不具备深入探讨相关临床知识(比如临床表现、疾病的分型、诊断及鉴别诊断和治疗等)的能力。当发生此类情况时,请教师注意及时纠正。

2. 教师手册请勿与学生分享。

七、参考文献

[1] 蔡雨,李浩. 儿童急性肺型血吸虫病1例[J]. 中国血吸虫病防治杂志,2009,21(4):284.

[2] 余大孝,吴佳红,张辉,等. 儿童急性血吸虫病误诊12例. 中国血吸虫病防治杂志,2007,19(1):4.

[3] 苏祖斐,陈逌斌. 儿童时期的血吸虫病[J]. 中华医学杂志,1959(2):87-99.

[4] 张想华. 急性血吸虫病误诊1例[J]. 中国血吸虫病防治杂志,2005,17(1):16.

[5] 张燕萍,张键锋,黄轶昕,等. 急性血吸虫病误诊病例综合分析[J]. 中国病原生物学杂志,2006,1(6):427.

八、课堂安排

课程进度	内　容	时间安排
一	暖场,推选学生组长、记录人,相互介绍	15分钟
	第一幕:呈递问题,分析病例基本信息,确定学习议题	65分钟
二	根据第一次讨论中汇集的问题分别展开讨论	60~80分钟
	第二幕:脑力激荡,展开讨论,形成初步的概念图	60~80分钟
三	根据第二次讨论中汇集的问题分别展开讨论	60~80分钟
	第三幕:脑力激荡,展开讨论,完善概念图	60~80分钟
四	根据第三次讨论中汇集的问题分别展开讨论	60~80分钟
	完成概念图。师生交流,确定汇报主题	30~60分钟
五	以小组为单位反馈学习心得,进行PPT汇报,并上交学习报告,进行学习过程评价	100分钟
	主持教师对本案例学习过程及学生情况进行教学点评	20分钟

缘 史 篇

案例一：黄色的长面条——亚洲带绦虫

第一幕　马大姐发的愁

马大姐自述：我今年36岁，是彝族人，平时在家干农活，照顾家里的老人和孩子。十年前有一次下地干活，不小心闪到了腰，当时那叫一个疼啊！从那以后，我的腰就经常疼。更邪门的是，不光是腰疼，我这小肚子也疼，后来去医院检查，并没有发现什么妇科炎症。还有个怪事，你说我这结婚生孩子以后吧，大概过了有七八年，每次来月经的间隔时间竟然变短了，经过朋友介绍，去拿了几副中药煎剂调理身体，月经这才又正常起来。4年前有一回，我上厕所的时候发现大便里有些像带子一样的"黄色的长条"，当时很害怕，就慌着跟家里人讲。这一讲才知道，不光是我，我爱人，我姐，我弟也都曾经有类似的情况。但大家当时都没当回事儿，以为不是什么大问题，就没去医院。

再到后来，大概一年前的时候，我女儿也出现了一样的情况。那时候女儿正忙着中考，她天生胆小，因为怕这些琐碎事会影响到她，就带她去了离家比较近的一家医院。当时那个医生听说我们家这个情况后，就诊断是猪带绦虫病。给我们开了叫"安乐士"的药，让回家坚持服用。后来情况好些了，就没再想这个事。可是最近……唉！突然开始晚上睡不着觉，心里老发慌，经常头晕，在地里干活的时候吧，又总感觉没有力气。不过饭量倒是挺好的，就是空着肚子的时候，肚子总会疼。家里人有的说我是当年腰伤留的后遗症，有的说是那次怀我女儿之后生病的病根还在，还有的说是大便里的那种"黄色长条虫"在肚子里闹的。我也不知道该听谁的，实在发愁……

接诊医生耐心地听取了马大姐的情况并做了记录，一边安抚马大姐，一边领她走入了体检室。

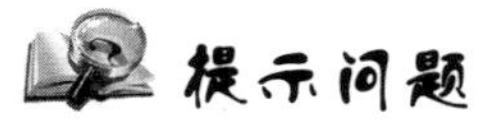

提示问题

1. 患者的主要症状有哪些?

2. 一年前那位医生听说情况后直接诊断为猪带绦虫病是否合理? 为什么?

3. 患者失眠,乏力,经常性腰痛、小腹痛的可能原因是什么?

4. 最近患者空腹时会腹痛的可能原因是什么? 病原生物学上有哪些病原体可以导致腹痛?

5. 患者是否为旧病复发?

6. 如果你是接诊医生,除第一幕中的描述外,你还会询问哪方面的内容? 请说明理由。

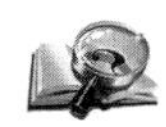

主要学习目标

1. 总结概括患者的症状表现。

2. 分析疾病产生的原因。

3. 医学生思维的全面性。

第二幕 答案初见分晓

医生对马大姐进行了查体：身高和体重正常，心率64次/min，呼吸19次/min，血压130/86 mmHg，脉搏有力64次/min，第2心音(S2)亢进。无剧烈头痛和癫痫病史，视力正常。腹部稍膨隆，腹软，无压痛和反跳痛，肠鸣音稍活跃，头部、躯干和四肢无压痛，未查见结节。

在医生的询问下，马大姐提及自己喜食生猪肝、猪肉以及烧烤牛肉。综合马大姐的临床表现，既往病史，生食猪肝、猪肉史，医生决定再对其进行粪便检查。本次粪检有带绦虫孕节片排出，据此，医生初步诊断为带绦虫病，但不排除脑囊尾蚴病的可能，并决定对患者予“槟榔-南瓜子中药疗法”以驱虫。

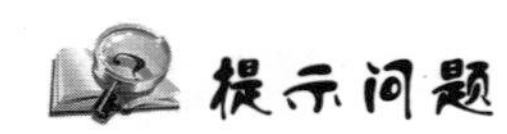

提示问题

1. 带绦虫病的主要病因和临床表现是什么？与第一幕所总结的症状进行比较。

2. 粪检发现有带绦虫孕节片，又结合患者既往病史，生食猪肝、猪肉史，是否可直接确诊为猪带绦虫病？请说明原因。

3. 为什么选用“槟榔-南瓜子中药疗法”驱虫，而不选用吡喹酮或阿苯达唑？请比较两者的特点。

4. 中药疗法驱得虫后，下一步如何进行？有何意义？

主要学习目标

1. 患者的众多症状表现与自身感染带绦虫的联系。

2. “槟榔-南瓜子中药疗法”与吡喹酮、阿苯达唑等西药疗法的比较。

3. 医学生思维的严谨性、整体性及医学人文关怀。

第三幕 悬着的心终放下

次日清晨，马大姐空腹口服中药南瓜子60 g，30 min后口服槟榔煎剂400 mL（60 g槟榔加1.5 L水，文火煎至约400 mL），30 min后再口服60 g硫酸镁（导泻），1 h后患者排出14条带绦虫。

镜检（40×10倍）虫体头节和孕节片，头节略呈方形、直径1.5～2 mm，子宫分支整齐、两侧各约20支，虫体经75％乙醇固定，以及rDNA-ITSI序列分析，鉴定为亚洲带绦虫。鉴定结果出来后，马大姐长吁一口气，自己一颗悬着的心终于放了下来。医生同时语重心长地告诉马大姐，平时应注意饮食卫生，饭前、便后洗手，不食生或半生肉或内脏。如有不适应，及早检查和治疗。

提示问题

1. 若只做镜检而不做序列分析，可能的诊断结果有哪些？请说明原因。
2. 鉴别亚洲带绦虫的主要形态特征及流行特点有哪些？
3. 亚洲带绦虫病有哪些诊断方法？如何降低亚洲带绦虫的误诊率？
4. 请你谈谈如何预防感染亚洲带绦虫？需要养成哪些良好的卫生习惯？

主要学习目标

1. 亚洲带绦虫的形态特征。
2. 亚洲带绦虫病的诊断方法。
3. 降低亚洲带绦虫的感染率和误诊率的措施。
4. 医学生应具有的卫生意识及人文关怀意识。

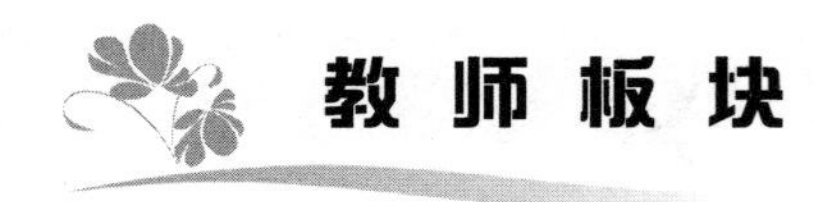

教师板块

一、进行本案例教学，学生应具备的背景知识

1. 病原生物学(人体寄生虫学、微生物学)。
2. 药理学。
3. 诊断学。

二、预期学习目标

1. 熟悉亚洲带绦虫的传播方式及感染途径等。
2. 以临床病例为基础，正确理解亚洲带绦虫形态特征。掌握其生活史、发病机制、主要临床表现，熟悉其治疗原则。
3. 本课题主要是在充分理解亚洲带绦虫和亚洲带绦虫病基础知识的前提下，注意诊断及鉴别诊断，从而进一步掌握亚洲带绦虫感染人体的具体表现和相应临床症状，为培养学生的创新分析能力和医学人文关怀打下基础。

三、教案摘要

2007年7月，云南省香格里拉县虎跳峡镇宝山村马大姐因失眠、心悸、头晕和乏力等临床症状接受医生诊治。马大姐喜食生猪肝、猪肉，4年前曾排出带绦虫节片，1年前经当地医院诊断为猪带绦虫病并服用安乐士驱虫，此间经常性腰痛、小腹痛。综合马大姐的临床表现，既往病史，生食猪肝、猪肉史以及粪检结果，医生决定对其施以槟榔-南瓜子中药疗法，排得14条带绦虫。予虫体以镜检并rDNA-ITS1序列分析，最终诊断马大姐所患为亚洲带绦虫病。

四、学习内容

1. 熟悉亚洲带绦虫的形态结构以及生活史。
2. 熟悉亚洲带绦虫病的发病机制、临床症状。
3. 了解亚洲带绦虫病的实验室诊断方法及鉴别诊断。

五、关键词

亚洲带绦虫病；饮食卫生。

六、注意事项

1. 因学生目前阶段尚不具备深入探讨相关临床知识(比如临床表现、疾病的分型、诊断及鉴别诊断和治疗等)的能力。当发生此类情况时,请教师注意及时纠正。

2. 教师手册请勿与学生分享。

七、参考文献

[1] 杨毅梅,刘义,和康怀,等. 驱出14条亚洲带绦虫的病例报告[J]. 中国寄生虫学与寄生虫病杂志,2009,27(3):291.

[2] 李晓娟,杨毅梅. 云南香格里拉的带绦虫rDNA-ITSI序列测定及分析[J]. 中国人兽共患病学报,2008,24(10):923-925.

[3] Namikawa H, Takemoto Y, Shimazaki I, et al. A case of imported *Taenia asiatica* infection in Japan[J]. Jpn. J. Infect. Dis., 2018, 71(2):170-171.

[4] Gómez-Morales M A, Gárate T, Blocher J, et al. Present status of laboratory diagnosis of human taeniosis/cysticercosis in Europe[J]. Eur. J. Clin. Microbiol. Infect. Dis., 2017, 36(11):2029-2040.

八、课堂安排

课程进度	内 容	时间安排
一	暖场,推选学生组长、记录人,相互介绍	15分钟
	第一幕:呈递问题,分析病例基本信息,确定学习议题	65分钟
二	根据第一次讨论中汇集的问题分别展开讨论	60~80分钟
	第二幕:脑力激荡,展开讨论,形成初步的概念图	60~80分钟
三	根据第二次讨论中汇集的问题分别展开讨论	60~80分钟
	第三幕:脑力激荡,展开讨论,完善概念图	60~80分钟
四	根据第三次讨论中汇集的问题分别展开讨论	60~80分钟
	完成概念图。师生交流,确定汇报主题	30~60分钟
五	以小组为单位反馈学习心得,进行PPT汇报,并上交学习报告,进行学习过程评价	100分钟
	主持教师对本案例学习过程及学生情况进行教学点评	20分钟

案例二：突然看不清的阿依古丽——细粒棘球绦虫

第一幕　医生，我看不清东西了！

2015年4月的一天，医院门诊部眼科来了一位年轻姑娘，脸上满是焦急的神色，她急匆匆对医生说："医生，快看看我怎么了？我看不清东西了！"

这位年轻的姑娘叫阿依古丽（化名），在乌鲁木齐上大学。阿依古丽是个美丽迷人的姑娘，她那一双水灵灵的大眼睛好像会说话似的，人见人爱。可是就在最近，她眼中的世界突然变模糊了。美丽的大眼睛失去了往日的神采，朋友对她打招呼她也看不到。为了不影响生活，她只好戴上眼镜。平日爱美的阿依古丽最喜欢坐在镜子前打扮自己。一个星期前，她在化妆的时候无意间发现自己的左眼球好像比右眼球更突出一些。说来也奇怪，她发现自己左眼越来越看不清，偶尔眼睛还有胀痛。她不放心，于是到当地人民医院就诊并进行眼眶CT检查，结果示左侧眼眶的左后方有一椭圆形肿物。当地医院没有给出明确的诊断，阿依古丽遂来到乌鲁木齐的市医院就诊。

医生询问她有没有头痛和头部不适的感觉，有没有看东西变形及变色的情况，她都摇头否认。医生将阿依古丽收治入院。住院后她精神状态良好，饮食及夜间入眠可，大小便正常，体重无明显减轻。医生对阿依古丽做了细致的检查。全身体格检查、血尿便常规、生化、凝血、梅毒、HIV、心电图、胸片、腹部B超检查均未见异常。

提示问题

1. 患者左眼较右眼突出提示了哪些信息？
2. 患者眼部CT结果有何诊断意义？

3. 请你简要分析,患者为什么会突然视力下降?

4. 如果你是接诊医生,除第一幕中的描述外,你还会询问患者哪方面的病史?还会对患者做哪些检查?

主要学习目标

1. 患者突然视力下降的原因。
2. 眼眶肿物的诊断意义。

第二幕　进一步的检查

住院后医生又对阿依古丽做了细致的专科检查。结果显示：眼球活动不受限，左眼视力0.08，左眼戴+6.50 DS矫正眼镜视力0.8，眼压9 mmHg，眼睑无肿胀，结膜无明显充血，角膜透明，前房深度可，房闪(－)，巩膜纹理清，无前黏、后黏，色泽正常，瞳孔3 mm×3 mm、圆、相对性传入性瞳孔障碍阳性，晶状体无混浊。眼底：视盘水肿，边界模糊，网膜未见明确出血及渗出，黄斑中心未见反光，眼球上转、外转、内转明显受限。眼球突出度检查示：右眼14 mm，左眼19 mm，眶距101 mm。眼部B超检查显示：左眼球后见一19.5 mm×16.3 mm低回声囊性肿物。眼眶CT示：左侧眼球后脂肪间隙内有一类圆形囊性肿块，内密度不均匀，眼眶外侧壁受压凹陷，形成局限性光滑压迹。眼眶MRI平扫+增强示：左侧眼球后肌锥内有一类圆形长T1、长T2信号病灶，内密度均匀，边界清楚，大小为22 mm×20 mm，增强后边缘轻度环形强化，内部未见明显强化，见图2。

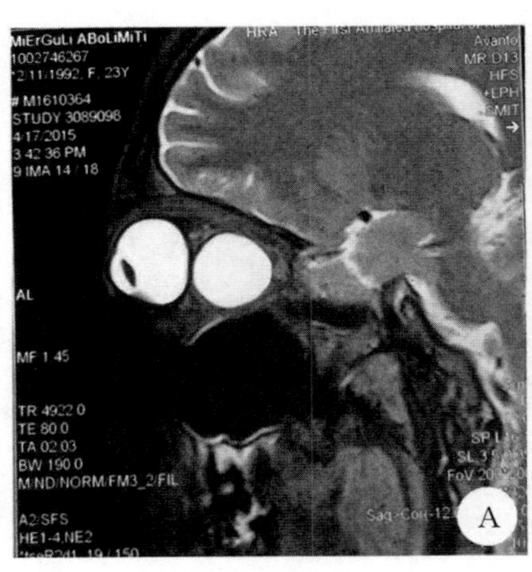

(A) 矢状位T2

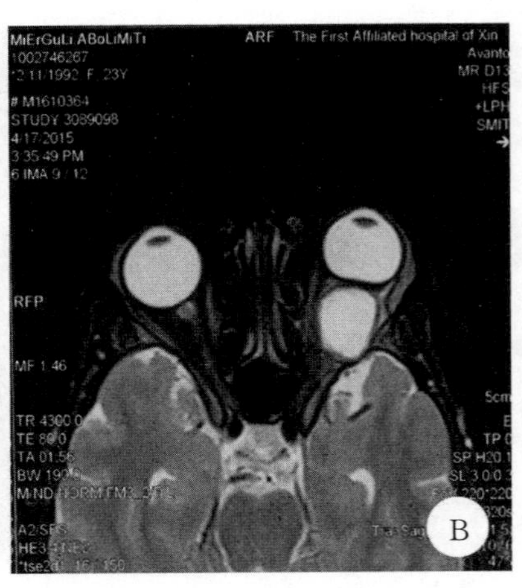

(B) 水平位T2

图2　患者眼眶MRI影像(引自该案例文献1)

主治医生看着阿依古丽的影像资料，陷入了深思，这位年轻姑娘眼睛后面的肿物到底是什么？医生只好又一次来到病房，寻找确诊的突破口。在与阿依古丽的交流中，医生逐渐得知她的一些个人信息。原来，阿依古丽是新疆维吾尔自治区疏勒县人，父母都是牧民。她在来乌鲁木齐上大学前一直在牧区居住，假期还经常返回家中照看牲畜。她有一个姐姐和弟弟，一家五口人住在一起，家中还有条可爱的小狗。阿依古丽出现看不清东西的症状后，她曾打电话回家和父母提及自己的病情，得知自己家族中也并无和她类似的患者。突然，医生好像有了新的诊断思路，他让护士给阿依古丽抽血，自己拿着标本来到了检验科……

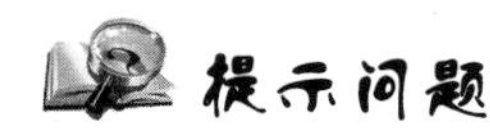

提示问题

1. 从患者的眼科专科检查结果，你可以提炼出哪些信息？

2. 影像学检查发现患者左眼后类圆形囊性肿块，请你推测此肿块的性质是什么？

3. 患者居住地在牧区对疾病的确诊有何提示意义？

4. 医生将阿依古丽的血液标本再次送检有何考量？你认为他可能会做哪些检验项目？

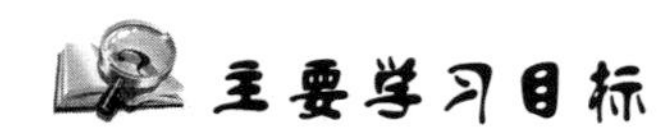

主要学习目标

1. 患者囊性肿块的性质。

2. 患者各项眼科专科检查的诊断意义。

第三幕 解 开 谜 团

医生通过问诊，了解到阿依古丽长期居住于牧区，且有犬类亲密接触史。他推测阿依古丽眼睛里的肿块可能与新疆当地常见的一种寄生虫病有关，遂拿着患者血液标本来到了检验科的实验室。

棘球蚴四项检查显示，抗棘球蚴囊液抗原的血清抗体疑似阳性，抗原头节抗原的血清抗体可疑阳性，抗囊液半纯化抗原的血清抗体阴性，抗泡球蚴抗原的血清抗体阴性。

排除手术禁忌后，于2015年4月份行左眼眶肿物摘除术。术中以庆大霉素生理盐水溶液冲洗眶腔。囊壁病理检查报告显示为细粒棘球蚴(*Echinococcus granulosus*)。请来医院肝胆包虫科会诊，建议患者口服阿苯达唑片进行术后抗棘球蚴治疗，0.2克/次，3次/天，口服半年。术后5个月复查，左眼视力0.8，左眼戴+2.00 DS矫正眼镜视力达1.2，眼底未见明显异常；眼球突出度检查示：右眼14 mm，左眼14 mm，眶距101 mm；眼科B超检查示：左球后颞侧见11 mm×6 mm低回声区；眼眶CT示：肿物较前缩小，大小为15 mm×8 mm。

提示问题

1. 医生在患者术中为何要采取庆大霉素生理盐水溶液冲洗眶腔的措施？
2. 在细粒棘球绦虫病外科手术中有哪些注意事项？
3. 试解释患者棘球蚴四项检查中为何前两项为阳性，后两项为阴性？
4. 患者感染细粒棘球绦虫病的可能途径是什么？
5. 术后患者病情是否有改善？请你就患者进一步治疗和随访提供建议。
6. 我国是世界上细粒棘球蚴病流行最严重的国家之一，主要流行区域是我国西部和北部的广大农牧地区。请你给这些地区的牧民们预防细粒棘球蚴病提出几点建议。

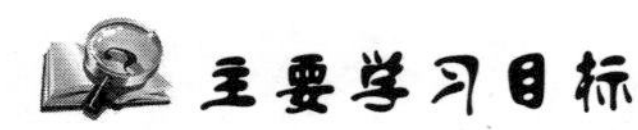

主要学习目标

1. 棘球蚴免疫学四项检查的诊断意义。

2. 细粒棘球绦虫病外科手术中的注意事项。

3. 患者感染细粒棘球绦虫病的可能途径。

4. 患者病情的评估。

5. 细粒棘球蚴病的预防措施。

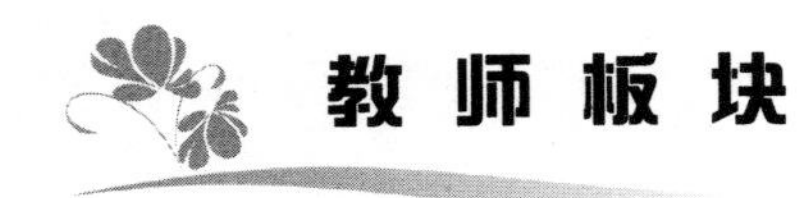

教师板块

一、进行本案例教学，学生应具备的背景知识

1. 病原生物学(人体寄生虫学、微生物学)。
2. 免疫学。
3. 眼科学。
4. 影像学。

二、预期学习目标

1. 熟悉细粒棘球绦虫的传播方式及感染途径等。

2. 以临床病例为基础，正确理解细粒棘球绦虫形态特征，掌握其生活史、发病机制、主要的临床表现，熟悉其治疗原则。

3. 本案例主要是在充分理解细粒棘球绦虫和细粒棘球绦虫病基础知识的前提下，注意鉴别诊断，从而进一步掌握细粒棘球绦虫感染人体的具体表现和相应临床症状，拓展蠕虫感染与人体免疫的相关知识，了解细粒棘球绦虫病的诊断方法。

三、教案摘要

患者，女，23岁，学生。2015年4月以“左眼球突出伴视力下降1周”收治入院。对患者行眼部B超和MRI检查发现患者左眼眼后有一类圆形囊性肿物。患者长期居住于牧区，有犬类密切接触史，结合患者免疫学检查和肿物囊壁病理报告，确定患者为细粒棘球绦虫病。经左眼眶肿物摘除术后，患者病情明显好转。

四、学习内容

1. 细粒棘球蚴的形态结构、感染方式、感染阶段以及生活史、发病机制等。
2. 细粒棘球蚴感染的临床症状。
3. 细粒棘球蚴病的实验室检查及诊断方法。

五、关键词

眼眶细粒棘球蚴病；地域性；中间宿主、终宿主。

六、注意事项

1. 因学生目前阶段尚不具备深入探讨相关临床知识(比如临床表现、疾病的分型、诊断及鉴别诊断和治疗等)的能力,当发生此类情况时,请教师注意及时纠正。

2. 教师手册请勿与学生分享。

七、参考文献

[1] 于春霞,罗琦,穆塔里甫. 眼眶细粒棘球蚴病1例[J]. 中国寄生虫学与寄生虫病杂志,2016,34(1):51-52.

[2] 周秘,刘军,尹立雪,等. 高原地区藏族人群肝棘球蚴病患者右心系统的超声心动图特征分析[J]. 临床超声医学杂志,2019,21(5):336-339.

[3] 苟平,王志鑫,于文昊,等. 原发性肝脏神经内分泌肿瘤误诊为包虫病1例报告[J]. 中国实用外科杂志,2019,39(3): 288-290.

[4] 白峻虎,张永海,韩秀敏,等. 79例肝棘球蚴病患者影像学分析[J]. 中国血吸虫病防治杂志,2018,30(6):674-677.

[5] 郭亚民,朱文君,赵顺云,等. 复杂性肝棘球蚴病外科治疗策略研究进展[J]. 中国血吸虫病防治杂志,2018,30(6):705-708.

八、课堂安排

课程进度	内 容	时间安排
一	暖场,推选学生组长、记录人,相互介绍	15分钟
	第一幕:呈递问题,分析病例基本信息,确定学习议题	65分钟
二	根据第一次讨论中汇集的问题分别展开讨论	60~80分钟
	第二幕:脑力激荡,展开讨论,形成初步的概念图	60~80分钟
三	根据第二次讨论中汇集的问题分别展开讨论	60~80分钟
	第三幕:脑力激荡,展开讨论,完善概念图	60~80分钟
四	根据第三次讨论中汇集的问题分别展开讨论	60~80分钟
	完成概念图。师生交流,确定汇报主题	30~60分钟
五	以小组为单位反馈学习心得,进行PPT汇报,并上交学习报告,进行学习过程评价	100分钟
	主持教师对本案例学习过程及学生情况进行教学点评	20分钟

案例三：脑子里的虫——囊虫

第一幕 反反复复的头痛

老王今年56岁，他年轻的时候跟着父亲在村里杀猪卖肉，后来国家规定生猪必须定点屠宰、集中检疫，老王就不再杀猪，一直以卖肉为生。老王的身体向来都挺好，可自打两年前开始，老王就时不时地会头痛。每次头痛发作的时候都感觉脑门儿胀胀的，好像有东西在跳动，跳一次痛一下。一开始头痛发作很快会过去，后来发作时间越来越持久，最近一次痛了一个多小时才好。除了头痛以外，老王发现自己算账也有点不清楚了。老王曾经去县里找医生看过，也做过CT检查，并没有发现脑部有异常，老王也就没有太过担心。

这天老王像往常一样在店里卖猪肉，刚给客人剁了两下排骨，头痛就又发作了。也不知是不是剁骨头给震的，老王感觉手还有点发麻。老王想跟老伴儿说头痛又发作了，但是怎么也表达不清楚。老伴儿看着老王在着急地比划，就问他是不是又头痛了，老王点点头。老伴儿感觉老王这次情况比较严重，也顾不上生意了，叫了辆出租车直奔医院看急诊。

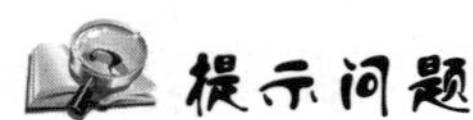

1. 反复头痛的病因有哪些?
2. 头痛如何分类?
3. 从事生肉制品相关职业的人容易得哪些疾病?
4. 手臂麻木的常见原因有哪些?
5. 说话的时候表达不清楚是一种什么现象? 可能有哪些原因?

主要学习目标

1. 头痛的分类及病因。
2. 手臂麻木的病因。
3. 失语症的分类及病因。

第二幕　脑子里的囊肿

到了医院急诊，医生马上给老王查体：T 36.1 ℃，P 70 次/min，R 22 次/min，BP 115/80 mmHg。神清，语速迟滞，计算能力下降，定向能力正常，瞳孔等大等圆，对光反射灵敏，口角对称，颈软无抵抗，四肢肌力Ⅴ级，肌张力适中，病理征阴性。心肺听诊无异常，腹软，无明显压痛及反跳痛，无包块。辅助检查：血常规：WBC 8.2×10^9/L，NEU 5.8×10^9/L，EOS 0.2×10^9/L，PLT 279×10^9/L；颅脑MRI示：左侧额叶可见一椭圆形异常信号，大小约5.8 mm×4.0 mm，T1WI呈长T1低信号，T2WI呈长T2高信号。医生说老王的脑子里长了个东西，需要住院进一步检查。老伴儿听完以后六神无主，她问医生是不是癌症，医生告诉她现在还不好下结论，不排除脑肿瘤的可能性。

住进医院以后医生又对老王进行了脑脊液(CSF)检查：无色、透明；CSF压力170 mm H_2O；细胞学：白细胞 20×10^6/L，淋巴细胞71%，单核细胞11%，中性粒细胞1%，嗜酸性粒细胞5%；生化：蛋白0.51 g/L，葡萄糖2.35 mmol/L；抗酸染色：未见抗酸杆菌。医生告诉老王和老伴儿，这个病需要进行手术把脑子里的肿块取出来，取出来以后才能知道得的是什么病。在老王签了手术知情同意书以后，医生对老王进行了小骨窗开颅显微镜下手术，切除左侧额叶囊肿。手术过程很顺利，取出一个约黄豆大小的液性囊肿，边界清晰，淡黄色，遂送病理检查。

提示问题

1. 语速迟滞、计算能力下降的可能原因及发病机制是什么?
2. 脑肿瘤的MRI影像信号特征是什么?
3. 脑囊肿一般采用什么治疗方法?
4. 检查脑脊液的目的是什么?
5. 手术的知情同意书应该由谁来签?
6. 什么是小骨窗开颅显微镜下手术? 如何实施?
7. 液性囊肿一般是什么? 可能的病因是什么?

主要学习目标

1. 神经系统损害的表现及定位。
2. 脑囊肿的治疗方法。
3. 小骨窗开颅手术。

第三幕　脑子里长虫

5天后病理结果出来了，出人意料的是老王的病理诊断为脑囊虫病。医生说这个病不常见，马上又对老王进行了血清囊虫IgG抗体检查，并更改治疗方案为阿苯达唑联合吡喹酮治疗，每日服用阿苯达唑18 mg/kg，吡喹酮30 mg/kg，12天为1个疗程，共治疗3个疗程。血清囊虫IgG抗体检查结果第二天也拿到了，为阳性。老王向医生询问为什么自己会得这种病，医生告诉他这是一种寄生虫病，老王是因为不小心吃了寄生虫的卵才得的这个病。医生于是追问老王是做什么工作的，老王告诉医生自己是卖猪肉的，但是自己卖的肉都是检验合格的。说到这里，老王忽然想起来两年前，老家亲戚的孩子结婚，曾经托自己去帮忙杀过一次猪，杀第一只猪发现猪肉上有小米粒没敢吃，悄悄把猪埋了，随后又杀了一只。医生说很有可能就是那次接触了猪带绦虫病人排出的虫卵。

经过3个疗程的治疗，老王的症状逐渐消失，医生同意老王办理出院。出院的时候医生叮嘱老王，跟生肉打交道要注意卫生，经常洗手，东西煮熟了再吃，寄生虫病重在预防。医生还提醒老王注意接听医院的随访电话。老王点点头，跟老伴儿一起回家了。

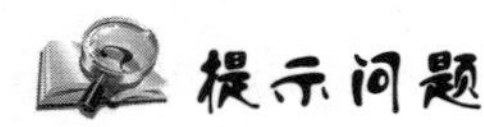

提示问题

1. 脑囊虫病的临床表现有哪些？如何诊断和治疗？
2. 囊虫的形态如何？是如何感染的？
3. 请你分析一下老王因杀猪感染脑囊虫可能是怎样一个过程。
4. 生肉制品行业应警惕的寄生虫病有哪些？
5. 医院会如何对脑囊虫病患者进行随访？

主要学习目标

1. 脑囊虫的感染方式、临床表现、诊断和治疗。
2. 生肉制品行业相关寄生虫病。

教师板块

一、进行本案例教学,学生应具备的背景知识

1. 人体寄生虫学。
2. 免疫学。
3. 神经生理学。
4. 诊断学。

二、预期学习目标

1. 掌握囊虫病的传播方式、感染途径、临床表现及治疗方法。
2. 熟悉头痛分类及相关病因,能运用神经生理学的知识解释头痛发作的原因。
3. 了解神经系统损害的表现及定位。
4. 了解寄生虫引起的头痛与其他头痛的鉴别。

三、教案摘要

56岁的老王从事生肉买卖,两年前因帮人杀猪不慎感染脑囊虫。随后频发头痛,逐渐加剧。近期头痛发作时,时间持久并伴计算能力下降,最近一次发作甚至出现失语,于是就医。颅脑MRI结果提示老王左侧额叶有一囊肿,遂行小骨窗开颅显微镜下切除术切除囊肿。术后病理结果提示为脑囊虫感染,予以阿苯达唑联合吡喹酮治疗,3个疗程后老王康复出院。

四、学习内容

1. 囊虫的形态、感染方式及致病机制。
2. 脑囊虫病的临床表现。
3. 脑囊虫病的实验室检查及诊断方法。

五、关键词

头痛;脑囊肿;囊虫病。

六、注意事项

1. 因学生目前阶段尚不具备深入探讨相关临床知识(比如临床表现、疾病的分型、诊断及鉴别诊断和治疗等)的能力。当发生此类情况时,请教师注意及时纠正。

2. 教师手册请勿与学生分享。

七、参考文献

[1] Baird R A, Wiebe S, Zunt J R, et al. Evidence-based guideline: treatment of parenchymal neurocysticercosis: report of the Guideline Development Subcommittee of the American Academy of Neurology[J]. Neurology, 2013,80(15):1424-1429.

[2] 田传勇,刘卫平. 鞍区脑囊虫病1例[J]. 中华神经外科疾病研究杂志,2010,9(4):373-374.

[3] 刘胜男,葛军,张柯,等. 脑囊虫病1例[J]. 临床合理用药杂志,2015,8(35):87.

[4] 陶广才,吴恒刚,张旭春,等. 脑囊虫病1例[J]. 中国社区医师,2021,37(25):80-81.

[5] 刘淑君,王淑敏,刘丽娜. 脑囊虫病长期误诊一例临床分析[J]. 临床误诊误治,2010,23(8):760.

八、课堂安排

课程进度	内　容	时间安排
一	暖场,推选学生组长、记录人,相互介绍	15分钟
	第一幕:呈递问题,分析病例基本信息,确定学习议题	65分钟
二	根据第一次讨论中汇集的问题分别展开讨论	60~80分钟
	第二幕:脑力激荡,展开讨论,形成初步的概念图	60~80分钟
三	根据第二次讨论中汇集的问题分别展开讨论	60~80分钟
	第三幕:脑力激荡,展开讨论,完善概念图	60~80分钟
四	根据第三次讨论中汇集的问题分别展开讨论	60~80分钟
	完成概念图。师生交流,确定汇报主题	30~60分钟
五	以小组为单位反馈学习心得,进行PPT汇报,并上交学习报告,进行学习过程评价	100分钟
	主持教师对本案例学习过程及学生情况进行教学点评	20分钟

原史篇

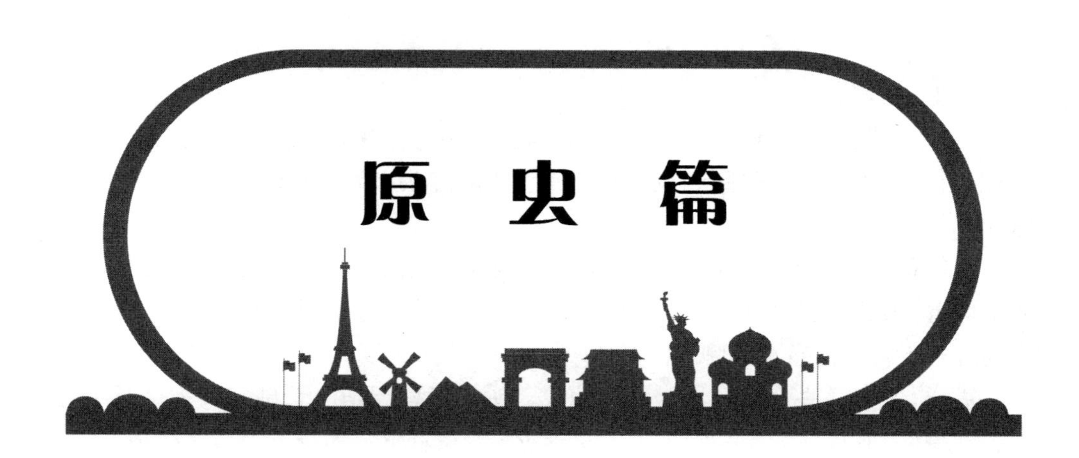

案例一:男友送的“惊喜”——弓形虫

第一幕　头疼的小李

小李,23岁,某大学法律专业学生,因提前结束了实习便返回家中休息。闲来无事,小李捧起一本小说,津津有味地读着。“喵～”一阵细小的声音猛然间把小李从虚幻的小说世界中拉回到现实生活里,她撇过头,看见了趴在自己鞋旁边的球球。

球球是一只可爱的猫咪,是前些天小李生日时男朋友送的惊喜。男友为考研而忙碌着,为了不打扰他,小李最近都没有和他联系。有了球球的陪伴,小李在家中的日子不再那样寂寞无聊。

糟糕,怎么又头疼了！小李无力地撑着头,从这个月开始,她每天都会时不时地感到头疼,而且一天比一天厉害。小李近3天来总感觉浑身乏力。她摸摸额头,貌似温度还有点高,用体温计测量,结果显示38.2℃。小李有点担心,于是让母亲陪着去医院就诊。

2010年12月5日,小李因“发热待查”被收治入院。医生给小李做了体格检查。查体:体温38.1℃,血压100/75 mmHg;全身皮肤无皮疹、瘀点和瘀斑;腹部平软,无压痛及反跳痛;双侧腹股沟淋巴结肿大,活动良好,压痛不明显,生理反射正常,有颈项强硬,布氏征阳性。

小李的母亲询问医生女儿的情况,接诊医生欲言又止,只是简单地安慰她说:“可能是感染了,并没有什么大碍。你们先去办住院手续,我再给您女儿开几项检查。”

敏感的小李捕捉到医生脸上一闪而过的担忧,她隐隐地感到不安。

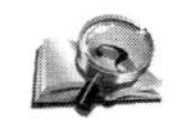

提示问题

1. 患者的主要症状有哪些?

2. 从病原生物学方面考虑,有哪些原因可以导致患者出现上述症状(头痛、发热)?

3. 接诊医生欲言又止,你认为他向患者母亲隐瞒了什么?

4. 体格检查结果(双侧腹股沟淋巴结肿大、颈项强硬、布氏征阳性)提示了哪些信息?

5. 如果你是接诊医生,你会建议患者做哪些辅助检查?请说明理由。

6. 从第一幕的描述中你获取了哪些信息?

主要学习目标

1. 总结概括患者的主要症状。

2. 分析疾病产生的原因。

3. 体格检查(双侧腹股沟淋巴结肿大、颈项强硬、布氏征阳性)的诊断意义。

第二幕　真的是“结核”？

小李按照医生的建议去做了几项辅助检查，检查结果如下：

血常规：白细胞 8.1×10^9/L，中性粒细胞 80.4%，嗜酸性粒细胞 6.4%，淋巴细胞 12.4%，红细胞 2.45×10^{12}/L，血红蛋白 102 g/L。心肺未见异常；头颅CT显示脑积水及脑室扩大。皮肤结核菌素试验（PPD）强阳性，血清结核抗体阴性。脑脊液检查：细胞数为 290×10^9/L，中性粒细胞 40%，单核细胞 30%，蛋白定量为 0.9 g/L，糖定量 0.65 mmol/L，氯化物含量 62.6 mmol/L。

接诊医生依据实验室检查结果，得出的初步诊断为“结核性脑膜炎”。给予小李利福平 0.3 g/次，2次/天×5天；异烟肼 0.3 g/次，2次/天×5天。

小李母亲拿着接诊医生开的处方去门诊处缴费拿药，小李则留在了医生办公室里。“医生……您昨天给我做完检查后是想到了什么吗？”小李向医生说出了自己的疑惑。“其实……我当时怀疑你有脑膜炎，但当时没有确定是哪一种原因导致的，不敢妄下结论，所以开了几项检查。我是怕你们母女过度担心。你也不要多想，按时吃药，没事的。”医生拍了拍小李的肩膀。医生的话像是一颗“定心丸”，小李终于放下了一直悬着的心。

经过了5天的药物治疗，小李的病情却未见好转。小李母亲内心焦虑，便敲响了接诊医生办公室的门。

提示问题

1. 哪些原因可以导致脑积水及脑室扩大？请从病原生物学角度考虑。

2. 实验室检查结果（中性粒细胞和淋巴细胞百分比升高、红细胞数目减少、脑脊液检查结果）提示了哪些信息？

3. 结核性脑膜炎的主要症状有哪些？

4. 皮肤结核菌素试验（PPD）呈强阳性，但血清结核抗体呈阴性，请尝试用所学知识解释其原因。

5. 你是否同意接诊医生的诊断？请说明理由。

6. 经过药物治疗患者病情未见好转，说明了什么问题？

主要学习目标

1. 患者各项实验室检查结果的诊断意义。
2. 患者的众多症状与病原生物感染的病理联系。
3. 结核性脑膜炎的诊断。

第三幕 “惊喜”还是“惊吓”

“医生，我女儿吃了好些天的药，怎么症状还不见好转？”小李母亲的面容难掩焦急之色。接诊医生安抚道：“能详细和我说下您女儿在家中的生活情况吗？”小李母亲回忆起女儿在家中的点滴细节，丝毫不落地向医生说起。

“不知球球怎样了？这么多天没回去，猫粮该吃完了。”小李母亲突如其来的一句话让接诊医生一惊，便顺势问道：“猫！您家养猫吗？”“对呀，前段时间小李带回家的，每天还和它一起睡觉呢。”

猫？脑膜炎？“不是结核，莫非是……”接诊医生自言自语。他静静地想了一会儿，脑海中的思路愈发清晰。“医生，您是想到了什么吗？我女儿她？”小李母亲连忙询问。“小李妈妈，您女儿可能是得了弓形虫病。”接诊医生说完便立刻给小李开了一张检查单。

果不其然，检查结果显示：检测弓形虫IgM和IgG抗体，均为阳性。接诊医生结合小李的临床症状、体征以及血清学检测结果，最终诊断她患上了“弓形虫病”。

接诊医生立即给予小李复方磺胺嘧啶片(100 mg/次，2次/天，口服)和阿奇霉素(500 mg/次，2次/天，静脉滴注)。1周后她的临床症状和体征均有改善。3周后，复查头部CT显示，脑室扩大及脑积水病灶明显好转，部分病灶已被吸收；检测弓形虫抗体，IgM和IgG均为阴性。

2011年1月10日，小李痊愈出院，接诊医生嘱咐她不要和猫咪亲密接触。回到家，“无辜”的球球看见主人回来，立即奔向她的脚边。小李习惯性地去抚摸它，但是突然耳边响起医生的叮嘱，伸出的右手就这样停在了半空中。小李无奈地笑了笑，球球对于她真不知是“惊喜”还是“惊吓”。

小李停药1个月后复查，结果显示淋巴结肿大较前缩小。随访3个月未见复发。小李的生活终于又恢复了平静。

提示问题

1. 你认为患者与猫同床就寝是否卫生健康？易感染哪些病原体？
2. 弓形虫的生活史、致病和流行环节是怎样的？
3. 弓形虫的实验室诊断方法有哪些？
4. 试比较弓形虫病和结核性脑膜炎临床症状的异同点。

5. 为什么接诊医生会将“弓形虫病”误诊为“结核性脑膜炎”？两者如何鉴别？请尝试从临床症状特点和实验室检查结果等方面分析。

6. 弓形虫病在诊断时应与哪些疾病相鉴别？如何降低弓形虫病的误诊率？

7. 弓形虫病的治疗方法和药物有哪些？

8. 弓形虫病主要危害的是哪一类人群？会引起哪些后果？

9. 对于养宠物的人们，如何防止病原生物的感染？请提出建议。

10. 你能否从本案例中体会到详细全面地询问病史的重要性？这对你今后的学习和临床工作有何借鉴意义？

主要学习目标

1. 弓形虫的生活史和致病途径。
2. 弓形虫病的鉴别诊断。
3. 弓形虫病的防治措施。
4. 弓形虫病的主要危害人群及后果。

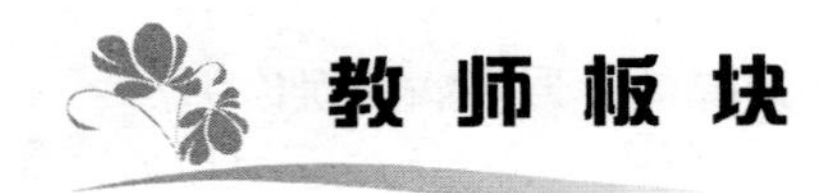

教师板块

一、进行本案例教学，学生应具备的背景知识

1. 病原生物学（人体寄生虫学、微生物学）。
2. 免疫学。
3. 诊断学。

二、预期学习目标

1. 熟悉弓形虫的传播方式及感染途径等。
2. 以临床病例为基础，正确理解弓形虫的形态特征，掌握其生活史、发病机制、主要临床表现，熟悉其治疗原则。
3. 本课题主要是在充分理解弓形虫和弓形虫病基础知识的前提下，注意鉴别诊断，从而进一步掌握弓形虫感染人体的具体表现和相应临床症状，拓展弓形虫感染、弓形虫病的主要危害与弓形虫病的治疗方法和药物，为培养学生的创新和分析能力打下基础。

三、教案摘要

2010年12月5日，一名女性因发热、进行性头痛、乏力3天就诊于医院，经体格检查和实验室检查被误诊为“结核性脑膜炎”，药物治疗后未见好转。详细询问病史后得知患者与猫同床就寝，检测弓形虫IgM和IgG抗体，均为阳性。综合此患者流行病学史、临床症状、影像学资料及实验室检测结果，确定该患者患弓形虫病。

四、学习内容

1. 熟悉病原生物（寄生虫、微生物等）的大体感染途径。
2. 熟悉弓形虫的形态结构、感染方式、感染阶段以及生活史；熟悉弓形虫病的发病机制、主要临床表现以及实验室检查方法。
3. 了解区分弓形虫性脑膜炎和结核性脑膜炎的方法。
4. 了解弓形虫病的主要危害人群。

五、关键词

弓形虫病;脑膜炎。

六、注意事项

1. 因学生目前阶段尚不具备深入探讨相关临床知识(比如临床表现、疾病的分型诊断及鉴别诊断和治疗等)的能力,可能就某一问题过度发散思维,以致关键问题无法取得实质性进展。当发生此类情况时,请教师注意及时纠正。

2. 教师手册请勿与学生分享。

七、参考文献

[1] Pepper A, Mansfield C, Stent A, et al. Toxoplasmosis as a cause of life-threatening respiratory distress in a dog receiving immunosuppressive therapy[J]. Clin. Case. Rep., 2019,7(5):942-948.

[2] Durel CA, Perpoint T, Makhloufi D, et al. Progressive multifocal leukoencephalopathy with immune reconstitution inflammatory syndrome misdiagnosed as cerebral toxoplasmosis in an HIV-infected woman[J]. Int. J. Infect Dis., 2015,36:70-71.

[3] 罗潇,张莉,吕艳,等. 我国弓形虫病误诊现状及其研究进展[J]. 中国病原生物学杂志, 2018,5:556-558.

[4] 沈继龙,余莉. 我国弓形虫病流行概况及防治基础研究进展[J]. 中国血吸虫病防治杂志,2019,1:71-75.

八、课堂安排

课程进度	内　容	时间安排
一	暖场,推选学生组长、记录人,相互介绍	15分钟
	第一幕:呈递问题,分析病例基本信息,确定学习议题	65分钟
二	根据第一次讨论中汇集的问题分别展开讨论	60~80分钟
	第二幕:脑力激荡,展开讨论,形成初步的概念图	60~80分钟
三	根据第二次讨论中汇集的问题分别展开讨论	60~80分钟
	第三幕:脑力激荡,展开讨论,完善概念图	60~80分钟
四	根据第三次讨论中汇集的问题分别展开讨论	60~80分钟
	完成概念图。师生交流,确定汇报主题	30~60分钟
五	以小组为单位反馈学习心得,进行PPT汇报,并上交学习报告,进行学习过程评价	100分钟
	主持教师对本案例学习过程及学生情况进行教学点评	20分钟

案例二：不良习惯藏祸端
——蓝氏贾第鞭毛虫

第一幕　长期不适　他乡求医

小王自述：我是新疆人，今年20岁，平日里在家务农。我拉肚子已经有5年了，差不多每天都会拉肚子2～3次，而且还经常消化不良、恶心、不想吃饭。我在我们那的医院看过很多次，医生总说是消化不良，治了很久但一直没有好转。我便来上海看看我究竟得了什么病。

医生耐心地记录了小王的情况，看其体型消瘦，安排小王进行血常规检查，血常规示：白细胞 8.01×10^{9}/L，中性粒细胞 3.4×10^{9}/L，中性粒细胞百分比45.2%，淋巴细胞 2.0×10^{9}/L，淋巴细胞百分比26.6%，嗜酸粒细胞百分比13.2%，嗜碱粒细胞百分比1%，单核细胞 0.66×10^{9}/L，血红蛋白123 g/L，血小板 180×10^{9}/L。

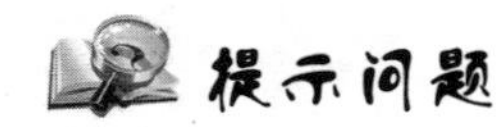

1. 患者的主要症状有哪些？

2. 患者腹泻的可能原因是什么？病原生物学上有哪些病原体可以导致腹泻？

3. 患者血常规检查中的各项结果有何诊断意义？

4. 如果你是接诊医生，除第一幕中的描述外，你还会询问患者哪些方面的病史？还会对患者做哪些检查？

5. 患者为什么会出现长期腹泻、消化不良，恶心、厌食、消瘦等症状？

主要学习目标

1. 试总结概括患者的症状表现。

2. 患者长期腹泻、消化不良，恶心、厌食、消瘦等症状的诊断意义。

3. 患者各项实验室检查的诊断意义。

第二幕 误诊多年 初见曙光

2015年11月16日，患者因腹泻症状持续5年收治入院，入院时极为消瘦。在医生的询问下小王说起他平日的工作与家畜接触较多，而且有喝生水的习惯，自己病了这些年，也曾在老家看病，医生一直没有查出腹泻的具体原因，参考消化不良、恶心、厌食等症状，当地的医生便按消化不良治疗，但没有什么效果。

医生考虑到小王平日的生活习惯，结合小王既往病史和检查结果，怀疑小王是寄生虫感染。于是建议小王做进一步的检查。

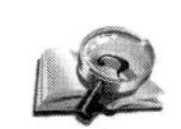

提示问题

1. 你认为该患者的不舒服和接触家畜、喝生水有无关联？
2. 接触家畜、喝生水容易感染哪些(种)寄生虫？
3. 你认为小王最有可能是哪种(或哪几种)寄生虫感染？
4. 为确诊该患者的疾病还需要做哪些实验室检查？
5. 之前当地医生误诊的原因是什么？临床治疗时应考虑哪些问题？

主要学习目标

1. 患者的众多症状表现与自身感染寄生虫的病理联系。
2. 接触家畜、喝生水与寄生虫感染的关联。
3. 一位合格的临床医生应具备的职业能力。

第三幕 不良习惯 终酿祸端

粪便常规显示:粪样标本呈棕色、糊状、隐血试验阴性。镜检生理盐水粪液涂片5片,见椭圆形包囊,且包囊内有4个核偏于两侧,囊内可见轴柱,系为成熟包囊。另用蓝氏贾第鞭毛虫快速诊断试剂盒检测,结果为阳性。综合镜检和快速诊断结果,鉴定患者为蓝氏贾第鞭毛虫感染,结合临床症状可确诊为蓝氏贾第鞭毛虫病。

医生建议患者赴另一家医院的感染科就诊,采用甲硝唑治疗,每日20 mg/kg,分3次口服,连服7天后复查,粪样中未见蓝氏贾第鞭毛虫包囊,困扰小王多年的腹泻终于治好了,小王带着医生注意卫生的叮嘱回到了家乡。

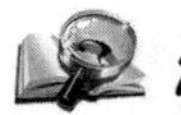

提示问题

1. 人体感染蓝氏贾第鞭毛虫有哪些症状与表现?
2. 鉴别蓝氏贾第鞭毛虫的主要形态特征有哪些?
3. 蓝氏贾第鞭毛虫病有哪些诊断方法?
4. 蓝氏贾第鞭毛虫的形态有哪几种?为什么本例患者生理盐水粪便涂片只见到一种。
5. 请你谈谈如何预防感染蓝氏贾第鞭毛虫病?如何降低蓝氏贾第鞭毛虫病的误诊率?
6. 如果你身边的朋友和家人有接触宠物不洗手、喝生水的习惯,你该如何婉言相劝?
7. 当地的卫生条件是否增加了寄生虫的感染机会?请简述理由。
8. 除甲硝唑,还可选择哪些药物治疗蓝氏贾第鞭毛虫感染?

主要学习目标

1. 蓝氏贾第鞭毛虫病的临床表现和诊断方法。
2. 降低蓝氏贾第鞭毛虫的感染率和误诊率的措施。
3. 蓝氏贾第鞭毛虫的形态特征、生活史、致病机制和诊断方法。
4. 掌握劝导他人预防疾病的沟通技巧。

教师板块

一、进行本案例教学,学生应具备的背景知识

1. 病原生物学(人体寄生虫学、微生物学)。
2. 免疫学。
3. 诊断学。

二、预期学习目标

1. 熟悉蓝氏贾第鞭毛虫的传播方式及感染途径等。

2. 以临床病例为基础,正确理解蓝氏贾第鞭毛虫形态特征,掌握其生活史、发病机制、主要的临床表现,熟悉其治疗原则。

3. 本案例主要是在充分理解蓝氏贾第鞭毛虫和蓝氏贾第鞭毛虫感染基础知识的前提下,注意鉴别诊断,从而进一步掌握蓝氏贾第鞭毛虫感染人体的具体表现和相应临床症状,拓展学生关于鞭毛虫感染与人体免疫的相关研究进展的知识面,为培养学生的创新和分析能力打下基础。

三、教案摘要

2015年,新疆患者小王因与家畜接触且有饮生水史引起蓝氏贾第鞭毛虫感染,出现慢性腹泻、消化不良、恶心、厌食等消化系统症状,持续5年之久。在当地治疗无效后赴上海就医。入院查体见消瘦,粪便生理盐水涂片可见椭圆形包囊,结合蓝氏贾第鞭毛虫快速诊断试剂盒检测结果、既往病史、临床症状,确定为蓝氏贾第鞭毛虫病。

四、学习内容

1. 蓝氏贾第鞭毛虫的形态结构、生活史、发病机制。
2. 蓝氏贾第鞭毛虫感染的临床症状。
3. 蓝氏贾第鞭毛虫病的实验室检查及诊断方法。

五、关键词

蓝氏贾第鞭毛虫病;长期腹泻;饮食卫生。

六、注意事项

1. 因学生目前阶段尚不具备深入探讨相关临床知识(比如临床表现、疾病的分型、诊断及鉴别诊断和治疗等)的能力,当发生此类情况时,请教师注意及时纠正。

2. 教师手册请勿与学生分享。

七、参考文献

[1] 宋鹏,张永年,李浩,等. 蓝氏贾第鞭毛虫感染1例[J]. 中国寄生虫学与寄生虫病杂志,2016,34(6):580.

[2] 陈永传,崔亚利,李艳,等. 蓝氏贾第鞭毛虫抗原快速检测与多重PCR检测的比较[J]. 中国热带医学,2016,16(6):615-616,619.

[3] 法蒂玛·木特力甫,高剑,刘君,等. 吐鲁番地区乡村小学生感染蓝氏贾第鞭毛虫基因型的研究[J]. 医学动物防制,2015,31(8):859-862.

[4] 高正琴,贺争鸣,岳秉飞. 蓝氏贾第鞭毛虫诊断[J]. 中国比较医学杂志,2015,25(1):76-79,8-9.

[5] 彭海维,方宗君,顾慧芳. 蓝氏贾第鞭毛虫感染1例[J]. 临床检验杂志,2013,31(1):64.

[6] 李冀,任兴波,沈海娥,等. 蓝氏贾第鞭毛虫表面抗原与临床诊断的研究进展[J]. 河北联合大学学报(医学版),2012,14(4):498-499.

八、课堂安排

课程进度	内　容	时间安排
一	暖场,推选学生组长、记录人,相互介绍	15分钟
	第一幕:呈递问题,分析病例基本信息,确定学习议题	65分钟
二	根据第一次讨论中汇集的问题分别展开讨论	60~80分钟
	第二幕:脑力激荡,展开讨论,形成初步的概念图	60~80分钟
三	根据第二次讨论中汇集的问题分别展开讨论	60~80分钟
	第三幕:脑力激荡,展开讨论,完善概念图	60~80分钟
四	根据第三次讨论中汇集的问题分别展开讨论	60~80分钟
	完成概念图。师生交流,确定汇报主题	30~60分钟
五	以小组为单位反馈学习心得,进行PPT汇报,并上交学习报告,进行学习过程评价	100分钟
	主持教师对本案例学习过程及学生情况进行教学点评	20分钟

案例三：反复的“上呼吸道感染”
——疟原虫

第一幕 回家探亲的王大哥

王大哥，52岁，某市人。2015年，他和朋友一起赴非洲赤道几内亚某建设基地工作。相隔万里，身处在地理环境截然不同的大洲上，王大哥的思亲之情与日俱增。煎熬的心情和焦灼的等待终于让王大哥有了一个回家探亲的机会，2016年8月3日，王大哥迫不及待地乘坐上从赤道几内亚回国的航班。站在了家乡的土地上，呼吸着熟悉的空气，逃离了几内亚的炎炎烈日，王大哥的心情格外愉悦。

8月17日，仍然沉浸在与家人团聚氛围中的王大哥突然出现了低烧、出汗、乏力、头痛等身体不适症状，一向身强力壮的他并未在意，只是到家附近的私人诊所就诊。医生诊断他为上呼吸道感染，给予静脉滴注治疗2天(药物不详)，症状有所好转。

8月19日早上6:00，王大哥乘飞机从家到达另一个城市，看望许久不见的妹妹，谁曾想到当天14:00时，发热、乏力、头痛的感觉再一次袭来。王大哥这次不敢怠慢，直接去了右江区的某医院就诊，医生给出诊断是“上呼吸道感染(胃肠型)咽炎”。8月19日、21日、23日，王大哥在这家医院连续输液3次，然而病情却愈演愈烈。8月23日18:30，王大哥出现头痛、高热不退，伴有意识障碍及皮肤黄染。接诊医生束手无策，他隐隐预感到王大哥所患的疾病并不是他们一开始诊断得出的上呼吸道感染那样简单。症状虽然相似，但是其中总有一些不太相符之处。为了不耽误王大哥的诊治，医生建议王大哥转到一个三甲医院进行进一步的检查和治疗。

王大哥的疾病发展迅速，出乎意料。转院能否为他的病情缓解和治愈带来转机呢？

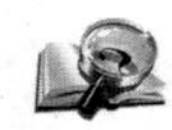

提示问题

1. 患者的主要症状有哪些?

2. 从病原生物学方面考虑,有哪些原因可以导致上呼吸道感染?

3. 你是否认同接诊医生对王大哥关于“上呼吸道感染”的诊断? 请说明理由。

4. 你认为导致王大哥病情加重的因素有哪些? 试从病原生物学的角度考虑。

5. 哪些原因可以导致患者高热、意识障碍和皮肤黄染?

6. 如果你是接诊医生,你会建议患者做哪些辅助检查? 请说明理由。

7. 对于医生两次给出上呼吸道感染的诊断结果,却并没有使患者得到治愈,从中能否反映某些问题?

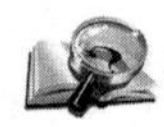

主要学习目标

1. 总结概括患者的主要症状。

2. 分析疾病产生的原因。

3. 患者高热、意识障碍和皮肤黄染的诊断意义。

第二幕 转院=转机?

王大哥被转至某市某三甲医院的急诊就诊,以“发热查因”收入ICU监护治疗。医生给王大哥做了一系列辅助检查。结果如下:

查体:体温39 ℃,心率136次/min,呼吸22次/min,血压113/76 mmHg(1 mmHg=0.133 kPa)。患者处于浅度昏迷、精神差、急性痛苦面容、全身皮肤及巩膜黄染、瞳孔对光反射迟钝。头颅、胸部CT检查显示:头颅未见异常、左下肺炎。B超显示脾肿大。

8月23日20:00查血常规显示:红细胞2.61×10^{12}/L,血小板24×10^{9}/L。尿常规显示:尿胆原++,潜血+++;肝功能显示:直接胆红素90.3 μmol/L,总胆红素145.6 μmol/L,间接胆红素55.3 μmol/L,丙氨酸转氨酶67 U/L。

接诊医生紧握检查报告单,看着面色焦急的家属和躺在ICU病床上与病魔顽强抗争的王大哥,感觉到前所未有的压力。王大哥的病情复杂,他暂时不知该如何进行下一步治疗,王大哥默默地祈祷着,希望之后出来的检查结果会让他重新恢复生机。

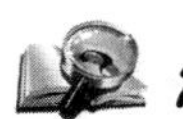

提示问题

1. 实验室检查结果(红细胞、胆红素、丙氨酸转氨酶升高、脾肿大)提示了哪些信息?

2. 为了确诊疾病,你认为患者还应进行哪项检查?请说明理由。

3. 从病原生物学方面考虑,你认为王大哥的这些症状是由哪些病原体导致的?

主要学习目标

1. 患者各项实验室检查结果的诊断意义。

2. 脾肿大的诊断意义。

3. 患者的众多症状与病原生物感染的病理联系。

第三幕 “上呼吸道感染”的真面目

从8月23日到24日，仅仅一天的时间，接诊医生却感觉度日如年。终于，24日凌晨患者的血检报告中检出疟原虫。24日上午此病例报该市疾病预防控制中心，疾病预防控制中心进行流行病学调查并再次进行血检，查见恶性疟原虫环状体、配子体，原虫血症为164.5万个/μL血。

接诊医生很疑惑，为什么王大哥会患上恶性疟疾呢？因此他向家属进一步询问，得知王大哥2015年11月至2016年8月期间一直在非洲赤道几内亚某建设基地工作。

根据王大哥的病情，医生当机立断，立即予以青蒿琥酯注射液120 mg，1 h、6 h后再给予60 mg静脉推注，同时对其他症状进行对症治疗。24日下午17:00血检，仍查见恶性疟原虫环状体，原虫血症为176个/μL血。25日予以双氢青蒿素哌喹片口服2天。27日再次血检，尚发现恶性疟原虫配子体，但未发现环状体，原虫血症为3个/μL血。29日复查血，未见疟原虫环状体及配子体。9月3日、4日再次查血，未查见疟原虫。经治疗，王大哥的贫血及肝功能等明显好转，血红蛋白85 g/L，血小板93×10^9/L。

9月4日王大哥出院之前，接诊医生再次去病房看望王大哥，他的精神状况良好。医生与他聊起了在非洲工作的日子。王大哥感叹：“真是有惊无险，第二次捡回了这条命。”医生很疑惑，便问王大哥缘由。王大哥向他说起了自己在2016年6月首次出现发冷、发热及出汗等症状，到非洲赤道几内亚援外医疗队就诊，诊断为疟疾，并被给予了抗疟药物(药物不详)治疗2天，具体用量不详，治疗后未再出现发冷、发热及出汗等症状。当时因害怕家人担心，所以向他们隐瞒了此事。医生询问王大哥本次发病前2周有无输血史，王大哥摇了摇头。

就在医生临出门前，王大哥突然问道：“医生，我这两次发病症状有些相似，是第一次发病后没有治疗彻底吗？还是有什么其他的原因呢？”最后，医生也未给出明确的答复。

王大哥1个月后再次复查，未查见疟原虫。

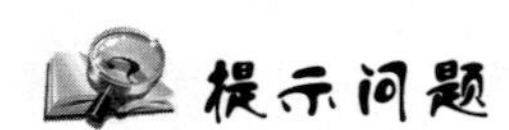

1. 恶性疟原虫的生活史和致病机制是怎样的？

2. 疟原虫的实验室检查及诊断方法有哪些?

3. 对患者进行多次血常规检查及其结果变化的意义? 血常规检查结果对患者病情发展状况的判断起到何种作用?

4. 各项检查结果的意义是什么?(原虫血症)患者处于哪一种免疫状态?

5. 试用人体寄生虫学中的知识对患者最后向医生提出的问题做出解答。

6. 患者此次患病,属于什么性质的事件? 该地区的医疗机构和疾病预防控制中心应采取哪些措施?

7. 疟疾在诊断时应与哪些疾病相鉴别? 如何降低疟疾的误诊率?

8. 目前临床上疟疾的主要治疗方法和药物是什么? 有哪些最新的研究进展?

9. 对于前往传染病流行区旅行和工作的人们,如何预防各种传染病?

10. 你能否从本案例中体会到详细全面地询问病史的重要性? 这对你今后的学习和临床工作有何借鉴意义?

11. 试述我国在疟疾防治中所做的工作和成绩(拓展)。

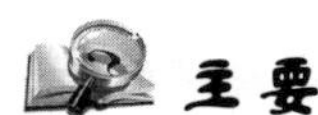

主要学习目标

1. 恶性疟疾的临床表现和诊断方法。

2. 掌握恶性疟疾的再燃和带虫免疫。

3. 疟疾的防治措施。

4. 输入性传染病的防治措施。

教师板块

一、进行本案例教学,学生应具备的背景知识

1. 人体寄生虫学。
2. 诊断学。

二、预期学习目标

1. 要熟悉疟原虫的传播方式及感染途径等。

2. 以临床病例为基础,正确理解疟原虫形态特征,掌握其生活史、发病机制、主要的临床表现,熟悉其治疗原则。

3. 本课题主要是在充分理解疟原虫和疟疾基础知识的前提下,注意鉴别诊断,从而进一步掌握疟原虫感染人体的具体表现和相应临床症状,拓展学生关于疟原虫感染与疟疾治疗方法和药物的相关研究进展的知识面,为培养学生的创新和分析能力打下基础。

三、教案摘要

2016年6月,一名男性在非洲赤道几内亚首次出现发冷、发热及出汗等症状,就医后确诊为疟疾,给予抗疟药物治疗2天,症状消失。8月回国后出现低烧、出汗、乏力、头痛等临床症状和体征,再次就医,血涂片检查到疟原虫。再次血检,查见恶性疟原虫环状体、大滋养体及配子体。综合此患者的流行病学史、临床症状、影像学资料及实验室检测结果,确定该患者为输入性恶性疟疾。

四、学习内容

1. 熟悉病原生物(寄生虫、微生物等)的大致感染途径。

2. 熟悉疟原虫的形态结构,生活史、发病机制、主要临床表现以及实验室检查方法。

3. 掌握区分恶性疟原虫与间日疟原虫、三日疟原虫、卵形疟原虫的方法。

4. 掌握疟原虫的致病(潜伏期、疟疾发作、疟疾的再燃)和带虫免疫。

五、关键词

疟疾;头痛;高热;血检。

六、注意事项

1. 因学生目前阶段尚不具备深入探讨相关临床知识(比如临床表现、疾病的分型、诊断及鉴别诊断和治疗等)的能力。当发生此类情况时,请教师注意及时纠正。

2. 教师手册请勿与学生分享。

七、参考文献

[1] 刘建,郭志明.疟原虫致病机理数学模型的动力学行为[J].广州大学学报(自然科学版),2018,17(2):13-22.

[2] 孙喜东,赵欣,土志伟,等.恶性疟原虫蛋白输出机制的研究进展[J].中国病原生物学杂志,2014,9(9):852-855.

[3] 刘建.疟原虫致病机理数学模型的动力学行为[D].广州:广州大学,2018.

[4] 叶润.恶性疟原虫野生株致病相关基因的转录调控研究[D].上海:第二军医大学,2013.

八、课堂安排

课程进度	内　容	时间安排
一	暖场,推选学生组长、记录人,相互介绍	15分钟
	第一幕:呈递问题,分析病例基本信息,确定学习议题	65分钟
二	根据第一次讨论中汇集的问题分别展开讨论	60~80分钟
	第二幕:脑力激荡,展开讨论,形成初步的概念图	60~80分钟
三	根据第二次讨论中汇集的问题分别展开讨论	60~80分钟
	第三幕:脑力激荡,展开讨论,完善概念图	60~80分钟
四	根据第三次讨论中汇集的问题分别展开讨论	60~80分钟
	完成概念图。师生交流,确定汇报主题	30~60分钟
五	以小组为单位反馈学习心得,进行PPT汇报,并上交学习报告,进行学习过程评价	100分钟
	主持教师对本案例学习过程及学生情况进行教学点评	20分钟

案例四：一直没能退的烧——疟原虫

第一幕　疫情期间归来

老张是一名建筑工人，今年53岁。两年前，老张听说出国务工比在国内收入高很多，于是通过中介公司介绍，到了非洲安哥拉做建筑工。谁知2020年春节前准备回国的时候听说由于国内暴发新型冠状病毒肺炎，直飞国内的航班全部取消了。于是老张几经周折，从法国和白俄罗斯转了两趟飞机，才顺利回家。飞机上跟老张坐一起的乘客总是咳嗽，出于防范，老张的口罩一直没敢摘。回到家中，虽然正值新年，但是由于疫情，老张每天也只能待在家里，就连给亲戚们带的礼物都没有办法送出去。

就这样在家待了一个星期，有一天早晨，老张忽然觉得身上没劲儿，并且胃口好像也不好，头还有点儿痛。老张本来想去医院，可是转念一想，现在由于疫情防控，进出村里比较麻烦，而且医院人员复杂，万一去了感染上病毒怎么办，就这样老张打算先扛一扛。又过了几天，老张感觉越来越没劲儿了，全身酸痛，还有点儿咳嗽、喘不上气儿，头也疼得更厉害了，上厕所的时候身子一歪，差点摔倒了。老伴儿赶紧扶老张坐下，不经意间摸到老张的手，感觉有点烫，于是赶忙拿来了儿子之前给买的额温枪，鼓捣了半天终于开了机，颤抖着给老张量了体温，37.9 ℃，老张发烧了！

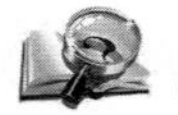

提示问题

1. 非洲务工归国人员常见疾病有哪些？引起这些疾病的病原体是什么？

2. 新型冠状病毒肺炎的主要临床表现及主要防控措施有哪些？老张有没有可能得的是新型冠状病毒肺炎？

3. 什么是咳嗽？咳嗽的发生机制是什么？咳嗽的常见病因有哪些？

4. 什么是发热？临床上引起发热的常见病因有哪些？发热分度如何划分？有哪些常见的热型？

5. 没有年轻人陪伴的老人在遇到健康问题的时候可能会面临哪些困难？

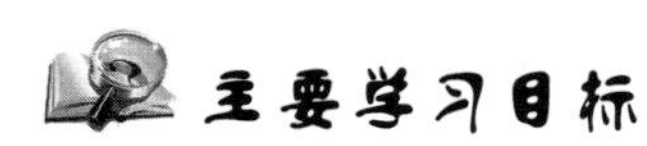

1. 非洲务工归国人员的常见疾病。
2. 新型冠状病毒肺炎的主要临床表现及主要防控措施。
3. 咳嗽的发生机制及常见原因。
4. 发热的常见病因及常见热型。

第二幕　核酸检测阳性

老伴儿打电话叫回了儿子，把老张送到了县医院。到了县医院，导医马上把老张安排进了发热门诊，并且给老张做了一些常规检查：T 37.8 ℃，P 78次/min，R 20次/min，BP 122/78 mmHg；全身浅表淋巴结未触及肿大，咽部稍充血，扁桃体无肿大，双肺呼吸音粗，双肺可闻及少量散在痰鸣音，未闻及明显干湿啰音，心律齐，各瓣膜未闻及杂音，腹部平坦，无压痛，无反跳痛，双肾区叩击痛阳性；血常规＋CRP示：WBC 12.53×10^9/L，NE 85.9%，RBC 3.93×10^{12}/L，Hb 113 g/L，PLT 77×10^9/L，CRP 228.30 mg/L；尿液分析全套：无色，Pro(－)，URB(－)，URO(－)，RBC(－)；肝肾功能：TBIL 6.6 mmol/L，TP 75 g/L，ALB 45 g/L，ALT 30 U/L，AST 35 U/L，ALP 75U/L，BUN 5.1 mmol/L，Cr 50 mmol/L。胸部CT检查结果显示肺部多发小斑片影及间质改变。医生还安排老张做了咽拭子新冠病毒核酸检测，并要求老张留院观察，等待核酸检测的结果。

住进医院的第二天，老张仍然发着低烧，并且咳嗽和乏力的症状也一直没有缓解。到了下午，咽拭子检测结果出来了，居然是阳性！医院马上联系当地CDC报告了情况，并对老张一家三口实施了隔离。医生对老张的治疗方案立即调整为吸氧，α-干扰素抗病毒治疗。对老张的老伴和儿子也进行了核酸检测，所幸结果都是阴性。经过积极治疗，两周后，老张的病情有所缓解，不再咳嗽，连续2次咽拭子核酸检测结果也都呈阴性。但是令人费解的是，老张的烧却一直退不下来，整个人也变得非常虚弱，还时不时地打寒战。一天早上，医生查房的时候，老张又开始打起了寒战，医院里明明有暖气老张居然觉得冷，浑身鸡皮疙瘩都起来了。寒战持续了半个多小时，老张终于说不冷了，但是老张的脸却变得红红的，一量体温，39 ℃！

提示问题

1. 什么是发热门诊？发热门诊的设置标准有哪些？

2. 什么是肺炎？肺炎的主要临床表现是什么？

3. 肺部感染的常见病原体有哪些？如何诊断？

4. 新冠肺炎的诊断依据有哪些？什么是新冠肺炎的病原学检查？咽拭子检查怎么做？新冠肺炎如何治疗？

5. 新冠肺炎属于哪一类传染病？如何上报？

6. 什么是寒战？寒战的发生机制是什么？与发热有关吗？

主要学习目标

1. 发热门诊的设置标准。
2. 肺炎的临床表现。
3. 肺部感染的常见病因。
4. 新冠肺炎的诊断依据、病原学诊断方法、治疗方法。
5. 新冠肺炎（传染病）的上报流程。
6. 寒战发生的机制。

第三幕　一切都太晚了

高烧持续了一个多小时，退烧后的老张浑身都被汗湿了，毫无力气的躺在病床上。医生继续按新冠肺炎治疗方案对老张进行治疗，并且再次进行新冠病毒核酸检测。就在第二天等待检测结果的时候，老张又开始寒战、高烧了，而且这次老张的体温更是飙升到了40 ℃！跟前一天一样，高烧仍然只持续了一个多小时就退了，但是老张这次更虚弱了。正在大家一筹莫展的时候，老张却出现了抽搐，医生予以解痉治疗，抽搐症状缓解，可不久老张又出现了嗜睡，好不容易叫醒了，一会又睡着了，但是最新的核酸检测结果仍然是阴性的。

县医院决定赶紧用救护车送老张去省城的感染专科医院。凌晨时分，救护车停在了省城感染医院的急诊大楼门口，老张已经神志不清、不能唤醒了。医院立刻对老张实施了抢救。抢救后老张生命体征尚平稳，T 38.1℃，P 82次/min，R 19次/min，BP 115/80 mmHg；但仍昏迷，对刺痛无反应，全身皮肤及巩膜重度黄染，双侧瞳孔等大等圆，直径约3.0 mm，对光反射灵敏，双侧球结膜稍水肿，颈软无抵抗、颈静脉无充盈；左侧巴氏征可疑阳性，右侧巴氏征阴性；双下肢无明显水肿，于是老张被送入了ICU。入室后查血常规＋CRP示：WBC 10.46×10^9 /L，NE 84.7%，RBC 2.92×10^{12} /L，Hb 96 g/L，PLT 28×10^9 /L，CRP 217.70 mg/L；尿液分析全套：红色，Pro ＋＋，URB ＋＋＋，URO ＋＋＋，RBC ＋＋＋，镜检RBC 88个/mL；肝肾功能：TBIL 235 mmol/L，TP 54 g/L，ALB 37 g/L，ALT 53 U/L，AST 120 U/L，ALP 153 U/L，BUN 10.1 mmol/L，Cr 60 mmol/L。结合县医院的报告和老张的非洲务工史，医生初步诊断为脑型疟，急性肝功能不全，电解质紊乱，伴贫血、肾功能不全。医生请检验科紧急做血涂片检查疟原虫，同时予以甘露醇降低颅内压，异甘草酸镁、还原型谷胱甘肽保肝降酶，前列地尔改善循环。

就在大家焦急的等待血涂片结果的时候，老张忽然心律失常、血压下降，呼吸减弱，医生再次对老张实施抢救。可是伴随着心电监护仪的那声“滴——”，老张便再没能醒来。此时血涂片的结果也出来了，查见恶性疟原虫。

提示问题

1. 什么是抽搐？导致抽搐的常见原因有哪些？

2. 什么是嗜睡？什么是昏迷？导致嗜睡或者昏迷的常见原因有哪些？

3. 肝肾功能实验室检查的常用指标有哪些？肝肾功能受哪些因素的影响？

4. 老张肝肾功能不全和电解质紊乱的发生机制是什么？

5. 疟疾的典型发作有哪些临床表现？疟疾是如何诊断的？

6. 脑型疟可能由哪几种疟原虫感染引起？发病机制有哪些假说？脑型疟的主要临床表现有哪些？

7. 疟疾是怎样传播的？流行现状如何？

8. 医院给予老张的治疗方法是否全部正确？有没有疏漏或可改进之处？

9. 试述新冠肺炎与疟疾感染、症状、诊断、治疗与预防的区别(拓展)。

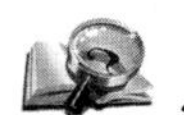

主要学习目标

1. 导致抽搐的常见原因。

2. 导致嗜睡或昏迷的常见原因。

3. 肝肾功能的常用检查指标和影响因素。

4. 老张肝肾功能不全和电解质紊乱的发生机制。

5. 疟疾的临床表现、诊断和治疗。

6. 脑型疟的发病机制、主要临床表现。

7. 疟疾的流行特点。

教师板块

一、进行本案例教学,学生应具备的背景知识

1. 人体寄生虫学。
2. 免疫学。
3. 病理生理学。
4. 流行病学。
5. 诊断学。

二、预期学习目标

1. 掌握发热的常见原因。
2. 掌握疟疾的发病机制、诊断、治疗方法。
3. 熟悉疟疾的流行病学特征。
4. 熟悉新型冠状病毒肺炎的诊断方法及防控措施。
5. 熟悉传染病的上报流程。

三、教案摘要

53岁的老张有2年的出国(安哥拉)务工史,务工结束2020年初回国时巧遇国内暴发新型冠状病毒肺炎。老张辗转回国后,不久便出现了发热、咳嗽的症状。至县医院就诊,咽拭子新型冠状病毒核酸检测阳性,诊断为新型冠状病毒肺炎,予给氧及抗病毒治疗,病情好转,核酸转阴。出院前,又出现周期性寒战、高热、出汗退热的症状,并陷入昏迷。转入省级感染专科医院后,老张病情突然加重,抢救无效死亡。血涂片检查结果见恶性疟原虫,最终诊断为恶性疟。

四、学习内容

1. 发热的常见原因。
2. 新型冠状病毒肺炎的诊断方法及防控措施。
3. 疟疾的发病机制、诊断、治疗方法。

五、关键词

发热;新型冠状病毒肺炎;寒战;疟疾。

六、注意事项

1. 因学生目前阶段尚不具备深入探讨相关临床知识(比如临床表现、疾病的分型、诊断及鉴别诊断和治疗等)的能力。当发生此类情况时,请教师注意及时纠正。

2. 教师手册请勿与学生分享。

七、参考文献

[1] 国家卫生健康委办公厅. 新型冠状病毒肺炎诊疗方案(试行第八版)[Z]. 2020.

[2] 国家卫生健康委办公厅. 新型冠状病毒肺炎防控方案(第六版)[Z]. 2020.

[3] 万学红,卢雪峰. 诊断学[M]. 9版. 北京:人民卫生出版社,2018.

[4] 葛均波,徐永健,王辰. 内科学[M]. 9版. 北京:人民卫生出版社,2018.

[5] 中华人民共和国卫生与计划生育委员会. 疟疾的诊断:WS 259—2015[S]. 2015.

[6] 卫生部办公厅. 医疗机构发热门(急)诊设置指导原则(试行)[Z]. 2003.

[7] 邹洋,郑以山,曹俊. 新型冠状病毒肺炎防控期间规范疟疾诊疗流程的建议[J]. 中国寄生虫学与寄生虫病杂志,2020,38(1):1-4.

[8] 国家卫生计生委办公厅. 传染病信息报告管理规范(2015年版)[Z]. 2015.

[9] 吴观陵. 人体寄生虫学[M]. 4版. 北京:人民卫生出版社,2013.

[10] World Health Organization. World Malaria Report 2020[Z]. 2020.

[11] 中华人民共和国卫生与计划生育委员会. 抗疟药使用规范:WS/T 485—2016[S]. 2016.

八、课堂安排

课程进度	内容	时间安排
一	暖场,推选学生组长、记录人,相互介绍	15分钟
	第一幕:呈递问题,分析病例基本信息,确定学习议题	65分钟
二	根据第一次讨论中汇集的问题分别展开讨论	60~80分钟
	第二幕:脑力激荡,展开讨论,形成初步的概念图	60~80分钟
三	根据第二次讨论中汇集的问题分别展开讨论	60~80分钟
	第三幕:脑力激荡,展开讨论,完善概念图	60~80分钟

续表

课程进度	内　容	时间安排
四	根据第三次讨论中汇集的问题分别展开讨论	60～80分钟
	完成概念图。师生交流，确定汇报主题	30～60分钟
五	以小组为单位反馈学习心得，进行PPT汇报，并上交学习报告，进行学习过程评价	100分钟
	主持教师对本案例学习过程及学生情况进行教学点评	20分钟

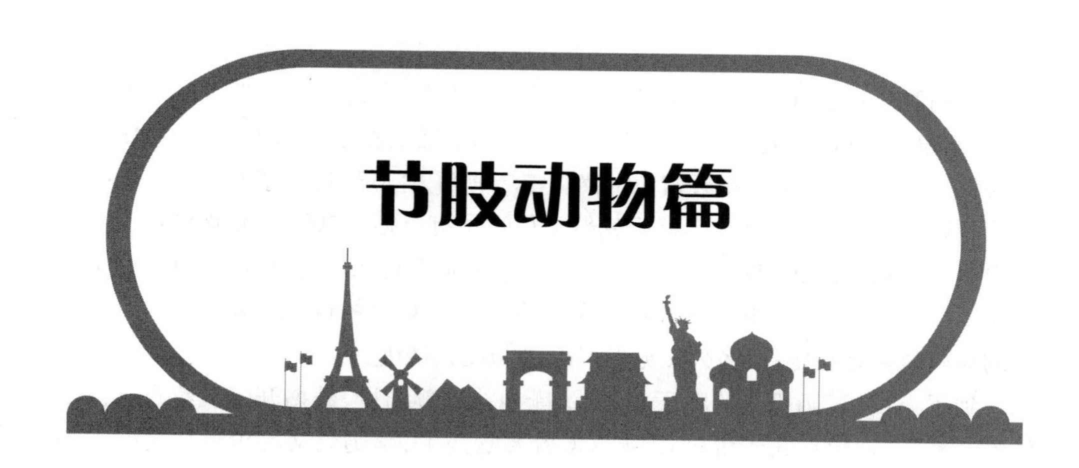
节肢动物篇

案例一：不该去采蘑菇——恙虫

第一幕　奇怪的发热

李奶奶今年66岁，老伴儿走得早，儿子在城里打工，已经一个人生活了好多年了，由于没什么收入，她平常能省则省。李奶奶生活的村子不远处有座山，靠山吃山，村民们经常到山里采些蘑菇和野菜。正巧前两天刚下过雨，李奶奶就去了趟山里采蘑菇。一个星期以后，李奶奶忽然觉得嗓子有点疼、咳嗽，还能咳出点痰。她本想躺下歇歇，可没躺多久头又有点痛了。李奶奶觉得八成是感冒了，就找到了上回儿子给备的小柴胡，冲一袋喝了以后继续躺着。这么昏昏沉沉地睡了大半天，醒来的时候感觉有点冷，没多久又觉得很热，晚饭也不想吃。

到了半夜，李奶奶热的睡不着，她蹒跚地找到额温枪，鼓捣开了机给自己量了体温，38.5 ℃。记得儿子说过量到38 ℃就要吃药了，李奶奶又翻出退烧药吃了一颗。退烧药吃完不到一个小时就出了一身汗，李奶奶觉得舒服了一些，不知不觉地就睡着了。第二天早上，李奶奶依旧嗓子疼、咳嗽、头痛，身上好像也没力气了。胡乱吃了点早饭，李奶奶又继续喝了一袋小柴胡，嘴里还不停地念叨这次感冒太严重了。没想到刚到中午，李奶奶又开始发烧了，而且这次居然烧到了39.0 ℃！李奶奶马上又吃了一颗退烧药，像上次一样，吃完药以后烧就退了，但麻烦的是晚饭刚过，体温又上来了，而且这次比中午还高，已经39.5 ℃了。李奶奶本来想给儿子打电话，但又怕太晚了儿子半夜赶来太辛苦，于是再次吃下退烧药睡下了。

提示问题

1. 经常在山里活动可能会感染哪些疾病？
2. 咳嗽、咳痰的常见病因有哪些？
3. 发热的类型有哪些？

4. 持续发热的病因有哪些？
5. 退烧药的分类及作用机制是什么？
6. 独居老人面临的社会问题有哪些？

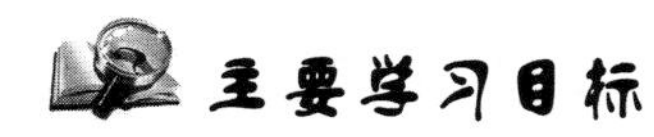

主要学习目标

1. 发热的类型。
2. 持续发热的病因。
3. 咳嗽、咳痰的病因。

第二幕 陷入昏迷

早上李奶奶一起床就发现前两天的症状一点都没有缓解，发烧也还在继续，于是她打通了儿子的电话。儿子马上就赶来了，帮李奶奶量了体温发现她已经烧到40 ℃了。儿子没敢耽误直接把李奶奶送到了县医院。医生查体：神清，SpO_2 95%，R 25次/min，T 40.0 ℃，P 76次/min，BP 116/65 mmHg，四肢冰冷，咽红，双侧扁桃体Ⅰ度肿大。肺底可闻及干、湿啰音，心率齐，各瓣膜区未闻及杂音，浅表淋巴结未触及肿大，腹部平坦，肝脾未触及肿大，双下肢无水肿。医生建议住院进一步检查。

入院后检查结果如下：血常规 WBC 4.05×10^9/L，NEU 85.3%，PLT 48×10^9/L；生化 ALT 115.3 U/L，AST 205.6 U/L，TBIL 20.8 mmol/L；CRP 169.71 mg/L。胸部CT见两侧胸腔积液。医生怀疑肺部感染，予以头孢西丁静脉滴注。治疗了两天，李奶奶一点好转的迹象都没有，仍然高烧不退，并且精神越来越差。儿子十分着急，冲进医生办公室就找医生理论。医生一边安抚他，一边向他解释发热待查的原因有很多，李奶奶的病因不是常见病因，所以需要仔细排查。儿子虽然着急，但是也没有办法，只好回到病房，这时他突然发现李奶奶居然开始昏迷不醒了。

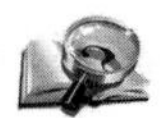

提示问题

1. “胸腔积液”的发生机制是什么？能提示什么？
2. 肺部感染的常见原因有哪些？会不会导致持续发热？
3. 昏迷的原因有哪些？
4. 医患沟通时医生应注意哪些技巧？

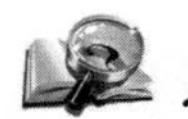

主要学习目标

1. 肺部感染的病因。
2. 昏迷的病因。

第三幕 真 相 大 白

儿子马上呼叫医生，医生查体：神志不清，叹气样呼吸，SpO_2 78%，BP 70/50 mmHg，HR 105次/min，双肺呼吸音粗，可闻及大量干湿啰音。医生立即将李奶奶转入ICU。急查血常规：WBC 7.51×10^9/L，NEU 77.5%，PLT 52×10^9/L；查血气：pH 7.24，二氧化碳分压29 mmHg，氧分压66 mmHg，剩余碱8 mmol/L；生化：ALT 150.7 U/L，AST 360.8 U/L，TBIL 60.6 mmol/L。立即经口气管插管接呼吸机辅助呼吸，去甲肾上腺素升压，同时纠酸、补液、抗感染治疗。经过紧急救治，李奶奶挺过了危险期。医生为查明病因，又跟李奶奶的儿子详细了解了病史。当听说李奶奶曾去山里采蘑菇，医生马上把李奶奶的血液样本送去做了宏基因组测序，结果很快返回：检出东方立克次体。根据这一结果，医生确诊李奶奶得的是恙虫病。

医生马上改用多西环素(0.1 g，2次/天)抗感染治疗，一天后热峰下降，2天后仍有低热，3天后体温恢复正常。从ICU出来以后，医生问李奶奶这段时间身上有没有哪儿结过痂，李奶奶说洗澡的时候好像摸到腋下有一个，随后医生在李奶奶描述的位置找到一焦痂。经多西环素治疗一周后，复查血常规、肝功能等相关指标均恢复正常；复查胸部CT：两侧胸腔积液吸收消失。李奶奶终于康复出院了。

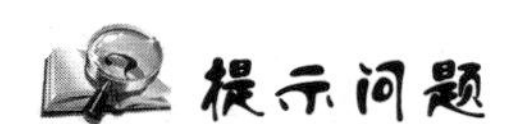

提示问题

1. 为什么根据“李奶奶去山里采过蘑菇”，医生就能想到可能是恙虫病？
2. 什么是宏基因组测序？
3. 东方立克次体的致病机制？
4. 恙虫病的感染方式、临床表现如何？
5. 恙虫病如何诊断、如何治疗？
6. 恙虫病如何流行？
7. 为什么医生会问李奶奶身上有没有结过痂？

主要学习目标

1. 恙虫病的临床表现。
2. 东方立克次体的致病机制。
3. 恙虫病的诊断和治疗。

教师板块

一、进行本案例教学,学生应具备的背景知识

1. 人体寄生虫学。
2. 病理生理学。
3. 诊断学。

二、预期学习目标

1. 掌握东方立克次体的致病机制。
2. 掌握恙虫病的临床表现。
3. 熟悉恙虫病的诊断和治疗方法。
4. 熟悉发热的类型及常见病因。

三、教案摘要

66岁独居的李奶奶因去山里采蘑菇出现发热。自行服用小柴胡未见效果,但服用退烧药可短暂退烧。由于发热在短时间内不断加剧,李奶奶通知儿子将其送至医院。经检查,初步诊断为肺部感染并予以头孢西丁静脉滴注治疗,患者未见好转反陷入昏迷,转至ICU后经抢救脱离危险。深入了解病史后医生判断为恙虫病,并将李奶奶的血样送去做了宏基因组测序,检出东方立克次体,最终确诊。经多西环素治疗康复。

四、学习内容

1. 东方立克次体的致病机制。
2. 恙虫病的感染方式、临床表现、诊断和治疗。
3. 发热的类型。

五、关键词

东方立克次体;恙虫病;发热;焦痂。

六、注意事项

1. 因学生目前阶段尚不具备深入探讨相关临床知识(比如临床表现、疾病的分型、诊断及鉴别诊断和治疗等)的能力。当发生此类情况时,请教师注意及时纠正。
2. 教师手册请勿与学生分享。

七、参考文献

[1] 李莎,卢亦波,谢周华.广西地区恙虫病77例临床特征分析[J].新发传染病电子杂志,2020,5(3):173.
[2] 欧宏杰,刘家俊.恙虫病并发多器官功能衰竭1例[J].传染病信息,2008,21(5):319-320.
[3] 王超,罗辉.恙虫病合并多器官功能损害42例分析[J].福建医科大学学报,2002,36(2):216-217.
[4] 吴金环,郑宝勇,张彦秀,等.恙虫病一例[J].实用皮肤病学杂志,2013,6(6):375.
[5] 胡冬,王联群.以全身皮疹为首发症状并发多器官功能衰竭恙虫病1例[J].江西医药,2020,55(1):57-58.

八、课堂安排

课程进度	内　　容	时间安排
一	暖场,推选学生组长、记录人,相互介绍	15分钟
	第一幕:呈递问题,分析病例基本信息,确定学习议题	65分钟
二	根据第一次讨论中汇集的问题分别展开讨论	60~80分钟
	第二幕:脑力激荡,展开讨论,形成初步的概念图	60~80分钟
三	根据第二次讨论中汇集的问题分别展开讨论	60~80分钟
	第三幕:脑力激荡,展开讨论,完善概念图	60~80分钟
四	根据第三次讨论中汇集的问题分别展开讨论	60~80分钟
	完成概念图。师生交流,确定汇报主题	30~60分钟
五	以小组为单位反馈学习心得,进行PPT汇报,并上交学习报告,进行学习过程评价	100分钟
	主持教师对本案例学习过程及学生情况进行教学点评	20分钟

案例二:愈合不了的蚊子包——蝇蛆

第一幕　腿上的蚊子包

小王是一名在读大学生,因为从小热爱野生动物,高考的时候选择了野生动物与自然保护区管理专业。树懒、巨嘴鸟、吼猴……这些热带雨林的动物曾不止一次出现在小王的梦中。于是,带着对热带雨林的向往,在实习前的这个暑假,小王用自己勤工俭学和打工挣来的钱,登上了飞往哥斯达黎加的航班。飞机一落地,小王急忙到酒店办了入住,随后就背上相机、带着录音笔和记录本,穿着短袖短裤就出发了。穿梭在仙境一般的雨林中,头顶不时有金刚鹦鹉飞过,丛林中的蜂鸟贪婪地吮吸着花蜜,粉红琵鹭踱步在溪边窥视水里的小鱼。小王除了觉得看不够、拍不够、记录不够,其他一切他都感觉不到,仿佛时间是停滞的。

直到天黑了,小王才满足地回到酒店。准备洗澡的时候小王才发现,他的腿上被蚊子咬了几十个包,虽然又痒又刺痛,但是这与他的收获比起来,根本不算什么,所以小王也没有在意,洗完澡抹了点事先准备好的风油精就睡下了。第二天醒来,小王腿上被咬的地方依然痛痒,他继续抹了点风油精。为了避免再次被咬,出发前他换了条长裤。

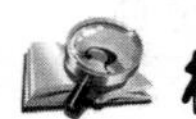

提示问题

1. 去热带雨林之前要做哪些防疫准备?
2. 热带雨林的蚊子可能传播哪些病原体?
3. 风油精能够缓解哪些皮肤症状?

主要学习目标

1. 人员出境的防疫工作。
2. 由蚊子传播的病原体。

第二幕　蚊子包消不了

就这样早出晚归，小王在哥斯达黎加待了10天。这趟旅程他收获颇丰，他也因此心满意足，但是美中不足的是他腿上被咬的包，有两个始终好不了，并且还愈发严重了。回到家，小王自己试了家里有的几种药膏，没一种管用。2周以后，小王到社区医院想请医生看看。但是医生看了以后也确诊不了。给他查体：T 36.2 ℃，P 80次/min，R 20次/min，BP 120/70 mmHg。神情、精神良好，全身皮肤无黄染、无出血点，左膝下、右小腿内侧各见一个红色疖样皮损，均为2.5 cm×2.5 cm，皮损中心可见小孔，周边有散在红斑。血常规检查：WBC 6.1×10^{9}/L，NEU 49.3%，BAS 2.1%，RBC 5.1×10^{12}/L，PLT 223×10^{9}/L；血沉16 mm/h；CRP 5 mg/L。

医生说小王可能感染了什么病原体，于是开了点头孢让他回去口服，还给开了一盒莫匹罗星软膏让他外用。从社区医院回来后，小王吃了好几天药依然不见好转，而且伤口还开始往外流褐色的液体，腿也肿起来了。晚上睡觉的时候，小王怕把床单和被子弄脏，他就拿了膏药把伤口贴住。第二天早上起来，揭开伤口，小王居然看见右腿的伤口里有白色的东西露了出来，并且还在动。他定了定神，用指甲掐住白色的物体往外拽。当白色物体全都拽出来的时候，小王惊呆了，居然是一只虫子！

 提示问题

1. 从病原学角度考虑，如果皮肤伤口久溃不愈，可能的原因有哪些？
2. 医生判断小王感染了病原体，医生的判断依据是什么？医生判断是否准确？
3. 医生给小王开了口服抗生素和外用莫匹罗星软膏，医生的做法是否正确？
4. 什么样的病原体感染会导致腿肿、皮肤破溃处流褐色的液体？
5. 请你根据所学知识，尝试判断小王右腿里的虫子可能是什么？

主要学习目标

1. 皮肤伤口久溃不愈的原因。
2. 抗生素的合理使用。
3. 寄生于皮肤的寄生虫。

第三幕 蚊子包里有虫

小王惊魂未定,带着虫子就去了三甲医院皮肤科。向医生说明了病情并展示了从自己腿上拽出来的虫子以后,医生很肯定地告诉小王,他得的是蝇蛆病,在哥斯达黎加咬他的蚊子身上有蝇的卵。小王问医生,他的另一条腿也出现了同样的症状,该怎么处理。医生让小王回去以后买点凡士林,厚厚地抹在伤口上,然后用保鲜膜和胶带盖在上面缠紧,等虫子出来的时候用镊子夹出来。医生用呋喃西林给小王清洁了疮腔,随后把虫子送到寄生虫病防治研究所鉴定虫种。

小王一想到自己的左腿里还有一条虫,一刻也不敢怠慢,买了凡士林马上回家。按照医生说的操作,果然没过多久,虫子就露出来了。小王很心急的把胶带和保鲜膜打开,想用镊子夹住它,没想到虫子居然缩回洞里了。小王只好再来一次,这一次他决定耐心一点,等虫子出来多一点再动手。终于虫子又出来了,这一次小王死死地捏住虫子,一点不敢放松,终于把它从洞里拽了出来。这只虫比另一只还要大,虽然惊心动魄,但小王总算可以安心了。

第二天,小王带着拽出来的虫子又一次找到了医生,医生告诉他,昨天从他腿里抓到的虫子被确定为人皮蝇的蝇蛆。今天的这条虫与昨天的形态一样,所以小王在哥斯达黎加感染了蝇蛆病。医生同样给小王处理了新的疮腔,告诉他回去以后注意观察伤口愈合情况。一周后,小王腿部消肿,破溃处红肿消退并结痂;两周后痂皮脱落。恢复后的小王依然是那个钟爱野生动物的狂热青年。

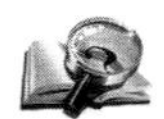

提示问题

1. 什么是蝇蛆病?人如何感染蝇蛆病?
2. 为什么蚊子身上有蝇的卵会导致蚊子叮咬小王后使其感染蝇蛆?
3. 蝇蛆病的治疗方法有哪些?
4. 蝇蛆病是否需要上报?
5. 人皮蝇的蝇蛆有什么形态特点导致蝇蛆不易从伤口中拽出?

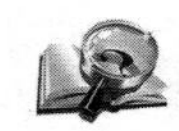

主要学习目标

1. 蝇蛆病的临床表现、治疗方法。
2. 蝇蛆病的传播方式。
3. 人皮蝇的蝇蛆形态特点。

教师板块

一、进行本案例教学,学生应具备的背景知识

1. 人体寄生虫学。
2. 微生物学。
3. 免疫学。
4. 病理生理学。
5. 诊断学。

二、预期学习目标

1. 掌握蝇蛆病的致病机制。
2. 熟悉皮肤疾病的常见病因和处理方法。
3. 了解人皮蝇引起的蝇蛆病的传播方式、临床表现以及治疗方法。
4. 了解由蚊子传播的病原体的种类。
5. 了解人员出境的防疫工作内容。

三、教案摘要

在读大学生小王从小热爱野生动物,毕业前的暑假前往哥斯达黎加的热带雨林观察、研究野生动物。在雨林中,他不慎被带有蝇卵的蚊子叮咬腿部,进而感染人皮蝇的蝇蛆。小王两条腿上的两个蚊子包在几周内均出现了破溃,在社区医院就诊后使用抗生素无果。不久伤口流出褐色液体,随后小王无意中发现伤口中有虫。至三甲医院皮肤科就诊,确诊为蝇蛆病,并在医生指导下,取出另一条腿伤口中的蝇蛆。经清创,伤口逐渐恢复。

四、学习内容

1. 蝇蛆的致病机制。
2. 人皮蝇蝇蛆的感染方式。
3. 蝇蛆病的临床表现、诊断和治疗。

五、关键词

热带雨林;蚊子包;皮肤破溃;蝇蛆。

六、注意事项

1. 因学生目前阶段尚不具备深入探讨相关临床知识(比如临床表现、疾病的分型、诊断及鉴别诊断和治疗等)的能力。当发生此类情况时,请教师注意及时纠正。

2. 教师手册请勿与学生分享。

七、参考文献

[1] 沈义婷,阙华发. 输入性人皮肤蝇蛆病1例[J]. 中医药导报,2018,24(22):118-120.

[2] 兰景,沈军,石顺利,等. 河北口岸检出1例输入性皮肤蝇蛆病[J]. 中国国境卫生检疫杂志,2018,41(6):74-75.

[3] 王平,范瑞强. 输入性皮肤蝇蛆病1例[J]. 中国皮肤性病学杂志,2015,29(5):547.

[4] 陆原,李清,王鹏,等. 皮肤蝇蛆病一例[J]. 实用皮肤病学杂志,2015,8(6):467-468.

[5] 冯佩英,黄怀球,张晓辉,等. 疖肿型皮肤非洲蝇蛆病1例(附文献复习)[J]. 皮肤性病诊疗学杂志,2009,16(4):265-267.

八、课堂安排

课程进度	内　容	时间安排
一	暖场,推选学生组长、记录人,相互介绍	15分钟
	第一幕:呈递问题,分析病例基本信息,确定学习议题	65分钟
二	根据第一次讨论中汇集的问题分别展开讨论	60~80分钟
	第二幕:脑力激荡,展开讨论,形成初步的概念图	60~80分钟
三	根据第二次讨论中汇集的问题分别展开讨论	60~80分钟
	第三幕:脑力激荡,展开讨论,完善概念图	60~80分钟
四	根据第三次讨论中汇集的问题分别展开讨论	60~80分钟
	完成概念图。师生交流,确定汇报主题	30~60分钟
五	以小组为单位反馈学习心得,进行PPT汇报,并上交学习报告,进行学习过程评价	100分钟
	主持教师对本案例学习过程及学生情况进行教学点评	20分钟

第二章
科研型

案例一：亿万富翁既往之苦与当下之乐——钩虫

第一幕 亿万富翁之既往之苦篇

春天，柳絮漫天轻舞，惹来喷嚏连连；深秋寒冬，冷空气作祟，闹得咳嗽不停，原来都是过敏性疾病的反应。家中细小的宠物毛发，三餐中的鱼、虾、蟹、蛋，以及其他的环境和生物性因素，这些都是导致过敏的原因。目前，我国过敏性疾病的发病率大约占人口的20%，从新生儿到中老年人的各年龄段都有可能发生。

以下基于贾斯珀·劳伦斯（一位美国企业家）真实的故事改编：

在春花烂漫的时节，空气中弥漫着阵阵花香，但是他却在其中伫立不能超过5分钟，只因那折磨了他将近半生的慢性枯草热和季节性哮喘。

尽管劳伦斯现如今是一个精瘦的男人，但是他的体重曾经达到200磅，主要是因为他长期口服激素类固醇强的松而导致的副作用。他承认，在那时，强的松是用于对抗令他长期呼吸困难的哮喘病的唯一一根救命稻草。在上楼途中，他不得不在楼梯上休息，并且他也无法继续同他的孩子们嬉戏。劳伦斯对猫过敏，一旦他的身体接触了猫，接触部位再触碰他的脸，就会泛起一片红色的斑点，并且他的眼睛会十分肿胀以至于不能睁开。除了缓解性药物，现代医学似乎不能为他提供任何有益帮助，为此他感到非常沮丧并且无能为力。

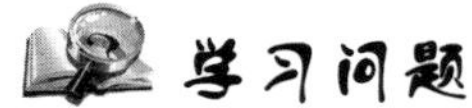
学习问题

1. 超敏反应分为几型？各自特点是什么？相关的临床常见疾病有哪些？
2. 患者所患疾病属于哪种类型？可能病因及致病机制是什么？
3. 目前临床上对过敏性疾病常用的治疗方法是什么？如何预防？

第二幕　亿万富翁之当下之乐篇

一个偶然的机会,他的姑姑听到广播中关于钩虫治疗过敏症可能性的报道。姑姑对此事半信半疑,但还是将这个消息告知了劳伦斯。劳伦斯喜出望外,他随即花了一整个晚上的时间上网,浏览链接并阅读相关的研究近况。第2天清晨,在查阅大量资料后,他确信治愈自己的方法仅此一种:感染寄生虫。

劳伦斯是一个身体力行的人。在权衡利弊后,他搭乘飞机前往喀麦隆。在喀麦隆的偏远村庄,他花了几个星期的时间,充分调查和了解当地的公共厕所,然后脱去鞋袜,在其中四处游走。正如他所料,他成功地感染了美洲板口线虫。

而后他从非洲返回圣克鲁兹。"虽然我有一些症状,但几周后我并没有观察到任何益处,"他有些迟疑:"按理来说,6～8周后,我的粪便里就会有虫卵。所以我将我的粪便样本打包后送到实验室,却得到了阴性结果。我完全没有意识到的是,因为美国实验室从未见过寄生虫及其虫卵,所以他们不知道自己在找什么。"

然后,他回忆着,并娓娓道来:"在一个阳光明媚的春日,我开车出去,然而我却犯了一个巨大错误——我摇下了车窗。通常情况下,如果我在立春时候这样做,我将会花一整天的时间擦鼻涕和揉红肿的眼睛。但这一切并未如预料的那样发生。"

"最严峻的考验是猫。因此,我尝试让自己和猫接触。找到猫并不困难,因为我的前妻养猫,而且她认为猫比我的健康更为重要。所以我去了她家,并抚摸那只猫,然而什么都没有发生。"在那一刻,劳伦斯被解封了。他坚定地说:"如果它真的效果那么好,我将尽力利用它去治疗更多的患者,缓解他们的病痛。"

随后,他在以色列开始了出售蠕虫(自体免疫疗法)的生意,并赚得盆满钵满。这令他非常满意。

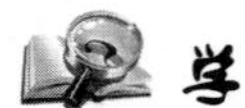

学习问题

1. 患者康复的原因是什么?可能的机制是什么?

2. 劳伦斯为什么在公厕周围的土壤上赤足行走?

3. 钩虫的生活史是怎样的?钩虫感染主要有哪些临床症状?如何诊断及治疗?有哪些寄生虫感染方式与钩虫相似?

4. 劳伦斯感染钩虫后,为什么相关的临床症状不明显?
5. 钩虫是否可诱发过敏性哮喘?有哪些寄生虫可诱发哮喘?
6. 劳伦斯在网上为什么只卖美洲板口线虫,而不卖十二指肠钩口线虫?
7. 其他类似钩虫的蠕虫是否也有治疗的效果?
8. 劳伦斯为何选择在以色列经营他的售卖网站,有何法律考量?

第三幕　进一步研究及展望

变态反应性疾病是当前我国乃至全世界难治的主要疾病之一。该病在西欧与美国相当常见。我国近年来,随着人们生活方式的变化和诊断水平的提高,关于变态反应性疾病的报道也逐渐增多。该病在临床上难以根治,是世界卫生组织(World Health Oraganization,WHO)认定的现代疑难病。因此,寻找安全、有效的治疗策略显得尤为重要。

现阶段对变态反应性疾病的治疗主要有减轻炎症和调整宿主免疫反应两种策略,因此抗炎药物与免疫调节剂构成了该病治疗的主体,但其各有不足:抗炎药物治标不治本;免疫抑制剂存在副作用及部分患者对其不敏感,且治疗后,该病又易复发。目前,尚无一种对其行之有效的治疗手段,人们正在探索多种方法以达到从根本上治疗的目的。

近年来,随着"卫生假说"的提出,蠕虫感染与变态反应发病的关系备受关注,因为蠕虫感染诱发的免疫调节效应对于宿主维持自身的免疫平衡,抑制该病的发生和发展起到了一定的作用,且流行病学、实验室及临床的研究表明:蠕虫感染可有效防治多种变态反应性疾病。大量的研究结果表明:蠕虫中的不同种类如线虫(多形螺旋线虫、钩虫)、吸虫(曼氏血吸虫、日本血吸虫)、绦虫(缩小膜壳绦虫)等寄生虫对多种变态反应疾病动物模型均具有预防或治疗效果,如哮喘、炎症性肠炎、自身免疫性脑脊髓炎、1型糖尿病、关节炎、多发性硬化症。此外,鞭虫、钩虫分别被应用于初步的临床试验,亦不同程度地缓解了人类过敏性哮喘及炎症性肠炎的临床症状,控制了病程的发展和疾病的复发。使人尤为振奋的是,近来研究发现,有些蠕虫防治炎症性肠炎比免疫抑制剂更有效。

但是对于多数患者来说,一些因素导致其很难接受用活的蠕虫治疗变态反应疾病。因此,关键是:从蠕虫蛋白中鉴定筛选出发挥主要抑制变态反应疾病效应的免疫调节蛋白,并以此研发新型免疫抑制剂,为其早日进入临床试验提供实验依据。

目前,越来越多的问题被发现,不同虫种、虫种的不同阶段、使用的剂量、变态反应疾病的类型等都是影响最终治疗效果的重要因素,研究还在持续进行中。

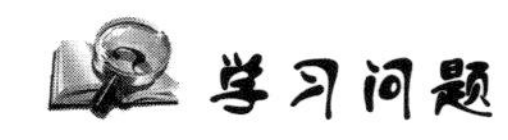

学习问题

1. 过敏性哮喘是以Th2反应为主的变态反应性疾病，而其他如炎症性肠炎中的克隆氏病是以Th1反应为主的变态反应性疾病，蠕虫对于治疗过敏性哮喘为什么会有较好的效果？

2. 活的蠕虫治疗变态反应性疾病，有哪些不足(从虫体本身特点及使用方面回答，至少三点)？

3. 蠕虫蛋白替代蠕虫感染有哪些优点？

4. 有研究称，活的蠕虫比蠕虫蛋白治疗效果好，为什么？

5. 评估蠕虫治疗变态反应性疾病的发展趋势？

教师模块

一、进行本案例教学,学生应具备的背景知识

1. 病原生物学(人体寄生虫学)。
2. 免疫学。

二、预期学习目标

1. 以临床病例为基础,正确理解变态反应性疾病的分型、病因及致病机制,熟悉临床相关常见疾病。

2. 以临床病例为基础,掌握其生活史;熟悉钩虫及相关线虫病的发病机制、主要的临床表现,熟悉其诱发的免疫反应。

3. 本案例主要是在充分理解变态反应性疾病基础知识的前提下,进一步掌握上述蠕虫调节该疾病免疫反应的原理。为培养学生的创新和分析能力打下基础。

三、教案摘要

美国企业家劳伦斯长年受到枯草热和季节性哮喘的折磨而痛苦不堪,因偶然的机会他获悉钩虫治疗过敏症的可能性,于是劳伦斯去非洲感染了美洲板口线虫从而显著缓解了其鼻炎及哮喘症状。随后,他在以色列开始了出售蠕虫(自体免疫疗法)的生意,并赚得盆满钵满。

四、学习内容

(一) 超敏反应疾病的分型

1. Ⅰ型超敏反应特点及临床相关常见疾病。
2. Ⅱ型超敏反应特点及临床相关常见疾病。
3. Ⅲ型超敏反应特点及临床相关常见疾病。
4. Ⅳ型超敏反应特点及临床相关常见疾病。

(二) 消化道寄生线虫

1. 熟悉线虫的生活史以及发病机制。

2. 了解过敏及自身免疫性疾病与蠕虫的关系问题。

五、关键词

变态反应性疾病;过敏性哮喘;蠕虫感染。

六、注意事项

1. 建议讨论时间为60～80分钟。
2. 注意控制讨论的深度及其涉及的内容。
3. 注意讨论临床伦理以及群体相关的内容,这部分问题学生容易忽视。
4. 因学生目前阶段尚不具备深入探讨相关临床知识(比如临床表现、疾病的分型诊断鉴别诊断和治疗等)的能力,可能就某一问题过度发散思维,以致关键问题无法取得实质性进展。当发生此类情况时,请教师注意及时纠正。
5. 注意引导学生讨论过敏性及自身免疫性疾病与蠕虫的关系问题。
6. 教师手册请勿与学生分享。

七、参考文献

[1] Elliott D E, Weinstock J V. Helminth-host immunological interactions: prevention and control of immune-mediated diseases[J]. Ann. N. Y. Acad. Sci., 2012, 1247(1): 83-96.
[2] 丁忆晗,王小莉,宋迪,等.旋毛虫及其衍生产物调节过敏性及自身免疫性疾病的研究进展[J]. 中国寄生虫学与寄生虫病杂志,2016,34(4):382-386.
[3] 吴小珉,戴洋,曹俊.钩虫感染诱导宿主免疫反应及其潜在治疗价值研究进展[J]. 中国血吸虫病防治杂志,2019,31(5):560-563.
[4] 张艳,潘克女,辜恺龙,等.新型冠状病毒肺炎患者感染恶性疟原虫1例[J]. 中国寄生虫学与寄生虫病杂志,2021,39(5):627-628.

八、课堂安排

课程进度	内　容	时间安排
一	暖场,推选学生组长、记录人,相互介绍	15分钟
	第一幕:呈递问题,分析病例基本信息,确定学习议题	65分钟
二	根据第一次讨论中汇集的问题分别展开讨论	60～80分钟
	第二幕:脑力激荡,展开讨论,形成初步的概念图	60～80分钟
三	根据第二次讨论中汇集的问题分别展开讨论	60～80分钟
	第三幕:脑力激荡,展开讨论,完善概念图	60～80分钟

续表

课程进度	内　容	时间安排
四	根据第三次讨论中汇集的问题分别展开讨论	60～80分钟
	完成概念图。师生交流，确定汇报主题	30～60分钟
五	以小组为单位反馈学习心得，进行PPT汇报，并上交学习报告，进行学习过程评价	100分钟
	主持教师对本案例学习过程及学生情况进行教学点评	20分钟

九、学习资源

（一）纸质图书及电子图书

1.《人体寄生虫学》诸欣平主编，人民卫生出版社，2018年，第9版。

2.《医学免疫学》曹雪涛主编，人民卫生出版社，2018年，第7版。

3. 蚌埠医学院图书阅览室。

4. 蚌埠医学院馆藏电子图书。

（二）网络资源

1. 公共网络搜索平台（soso search，google search，et al）。

2. 期刊数据库（CNKI，Pubmed，Highwire，et al）。

案例二：悲催青年与肠道疾病的斗争史——猪鞭虫

第一幕 难以忍受的肠胃病

Mike是一位来自美国加州的青年。在他40岁那年，突然出现了腹痛、腹泻现象，最严重的时候一天要上6次厕所，而且他发现自己的排泄与以往十分不同，甚至带有脓血。原本Mike认为自己只是吃坏了肚子，但是这些症状断断续续持续了月余。短短一个月内，他因为腹泻体重就掉了8 kg。这让Mike觉得大事不妙，于是他便急忙前往医院就诊。

医生首先询问了Mike的既往史、旅行史等，随后对Mike做了以下检查：① 查体：T 38.9 ℃，P 110次/分，R 18次/分，BP 107/65 mmHg。睑结膜无苍白，心肺查体未见异常，腹软，下腹、剑突下压痛阳性，无反跳痛及肌紧张，肠鸣音正常。② 血液检查：WBC 15.17×10^9/L，RBC 4.25×10^9/L，Hb 131g/L，PLT 415×10^9/L，ESR 20.89 mm/h，CRP 30.23 mg/L，MPV 9.92 fl，PDW 12.62%，血钾血钠未见异常，总蛋白 53.5 g/L，白蛋白 26.2 g/L。③ 便常规：白细胞未见，红细胞 128/HP，未见虫卵。④ 便培养：阴性。⑤ CT检查显示：结肠部分地方存在凹陷，周围伴有软组织肿胀影像，结肠周围伴有淋巴结增生。

为明确诊断，医生又进行了内镜检查，医生发现Mike的降结肠(距肛门45 cm)及乙状结肠散在大小不一的浅溃疡，大的约1.0 cm×1.0 cm，周围黏膜有充血，黏膜血管纹理略欠清晰，表面尚光滑；直肠黏膜明显充血，血管纹理不清，伴有广泛糜烂及多发浅溃疡，大的约1.5 cm×1.4 cm，表面欠光滑，呈细颗粒状改变，散在脓样改变。为做出更准确的诊断，医生为Mike进行了黏膜组织活检，镜下显示：活检病理中上皮细胞间杯状细胞减少及隐窝脓肿较具特征，固有膜内可见中性粒细胞、淋巴细胞等急慢性炎性细胞浸润。

另外，通过检测医生发现Mike的血清ANCA、ASCA、GAB皆为阳性，肠黏膜组织中HSF2和ApoC-Ⅲ的表达较正常人明显增强。

看着Mike的检查报告，医生心里已然有了答案。

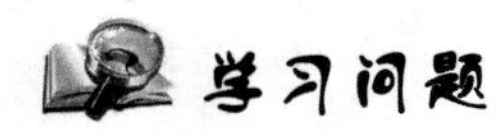

1. 粪便检查的意义？
2. 有哪些病毒、细菌或寄生虫会导致与本案例相似的症状？
3. Mike所患的疾病可能是什么？

第二幕 大胆的尝试

经诊断，Mike患了炎症性肠病(inflammatory bowel disease，IBD)中的一种——溃疡性结肠炎(ulcerative colitis，UC)，并且正处于活动期，该病属于自身免疫病。临床上，UC患者临床免疫特征主要表现为Th2为主的免疫应答。医生首先给予Mike美沙拉秦栓剂1 g/d治疗，后因效果不明显改为5-氨基水杨酸制剂(5-aminosalicylic acid 5-ASA)2～4 g/d。治疗后Mike的症状明显改善，但每次稍稍好转后，Mike又会再次发病，这样的情况持续了8个多月，Mike被病魔折磨的心力交瘁。

而此时，在世界的另一端，正在悄悄进行着一场不一样的"革命"。1999年，免疫学、寄生虫学及胃肠疾病学专家乔·文斯托克(Joel Weinstock)首次发现多种蠕虫(多形螺旋线虫、鼠鞭虫或血吸虫等)均可使实验小鼠免受炎症性肠道疾病的侵扰，随后该团队又在临床实验中利用猪鞭虫虫卵有效缓解了IBD患者的临床症状。

Mike了解到这一信息，毅然决然地喝下了一杯含有500个毛首鞭形线虫(人鞭虫)的生理盐水，过了3个月，Mike又灌下1000个虫卵。令人惊奇的是，喝下去的这些蠕虫虫卵不仅未加重他的病情，反而大大改善了他的症状，仅仅半年后，原来的症状几乎全部消失了。

Mike欣喜若狂，重获健康的他，开始放飞自我，然而嗨了3年后他的结肠炎竟然又卷土重来了。当他去医院做检查时，发现他粪便里的寄生虫卵竟从2007年的15000个/克，降至7000个/克。吓得他立马又吞了2000个虫卵压压惊。果然不出所料，几个月后他的病症再次显著缓解，几乎无明显临床症状。在做肠镜检查时，医生也惊讶地发现，鞭虫寄生的区域，炎症反而比其他地方明显轻得多。

学习问题

1. 什么是自身免疫病？能否举出例子并说明其损伤机制？
2. 炎症性肠炎的临床亚型及各亚型的鉴别？
3. 是否能概述炎症性肠炎的免疫学机制？
4. Th1型免疫应答和Th2型免疫应答的区别？
5. 分别从免疫学和寄生虫学的角度分析医生选择猪鞭形线虫的理由。
6. 如果你是科学家，你还会考虑哪些寄生虫作为治疗手段？

第三幕 翻身把歌唱的寄生虫

炎症性肠炎(IBD)是当前我国乃至全世界难治的肠道主要疾病之一。该病在西欧与美国相当常见,我国一直认为本病较少见,但近年来,随着人们生活方式的变化和诊断水平的提高,国内关于IBD的报道逐渐增多。近期研究发现,个体遗传背景的差异、异常自身免疫的形成、环境变迁、饮食结构及肠道菌群改变等多种因素均可导致IBD的发生,且IBD患者常合并免疫性疾病,如类风湿性脊柱炎、硬化性胆管炎等。现阶段对IBD的治疗主要有减轻炎症和调整宿主免疫反应两种策略,因此抗炎药物与免疫调节剂构成了IBD治疗的主体,但其各有不足:抗炎药物治标不治本,免疫抑制剂存在副作用及部分患者对其不敏感,且治疗后,该病又易复发。目前,尚无一种行之有效的治疗手段,人们正在探索多种方法以达到从根本上治疗的目的。

在过去,人们谈“虫”色变,只因其危害极大。我国曾经深受寄生虫的困扰,甚至在文艺作品中都有体现。有研究表明,《西游记》中唐僧一行因喝下女儿国的河水而有了“身孕”,很有可能就是感染了血吸虫导致了肚子变大。在19世纪50年代,随着由毛主席号召发起的“消灭血吸虫病”运动的开展,在中国肆虐了近2000年的血吸虫病终于得到了极大的控制。然而今天这个时代,人们惊奇地发现寄生虫也许是治病的良方。在这一环境下,“卫生假说”及以前者为基础的“寄生虫假说”诞生了。人们发现因为蠕虫感染诱发的免疫调节效应对于宿主维持自身的免疫平衡,抑制该病的发生和发展起到了一定的作用,且流行病学、实验室及临床的研究表明:蠕虫感染可有效防治多种变态反应性疾病。

除肠炎外,研究人员还发现美洲钩虫、血吸虫、旋毛虫等蠕虫能有效减轻感染者的气道炎症反应,为治疗过敏性哮喘提供了新思路。总结来说,线虫(多形螺旋线虫、钩虫、旋毛虫等)、吸虫(曼氏血吸虫、日本血吸虫)、绦虫(缩小膜壳绦虫)等寄生虫对多种变态反应疾病动物模型均具有预防或治疗效果,如哮喘、炎症性肠炎、自身免疫性脑脊髓炎、1型糖尿病、关节炎、多发性硬化症。

近年来,为了代替原本吞服虫体或虫卵的方式,科学家们正在尝试从蠕虫蛋白中鉴定筛选出发挥主要抑制变态反应性疾病效应的免疫调节蛋白,从而研发出新型免疫抑制剂。自此,寄生虫从过去的人人喊打到如今的翻身把歌唱,成为了科学家炙手可热的新星。

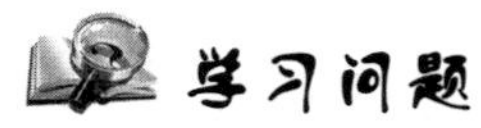

学习问题

1. 猪鞭形线虫的生活史？用猪鞭形线虫作为治疗手段存在哪些风险？
2. 是否能找到支持“卫生假说”或“寄生虫假说”的例子？
3. 活体寄生虫治疗变态反应性疾病的优缺点？
4. 是否能列举其他利用蠕虫或蠕虫蛋白治疗疾病的例子？

教师板块

一、进行本案例教学,学生应具备的背景知识

1. 病原生物学(人体寄生虫学)。
2. 免疫学。

二、预期学习目标

1. 以临床病例为基础,正确理解自身免疫性疾病的病因及致病机制,熟悉临床相关常见疾病。

2. 以临床病例为基础,掌握其生活史;熟悉毛首鞭形线虫及相关线虫病的发病机制、主要的临床表现,熟悉其诱发的免疫反应。

3. 本课题主要是在充分理解自身免疫性疾病基础知识的前提下,进一步掌握上述蠕虫调节该疾病免疫反应的原理。为培养学生的创新和分析能力打下基础。

三、教案摘要

Mike是一位来自美国的青年,在他40岁那年,不幸出现了长期腹痛、腹泻现象,经过多次诊断和检查,他被查出患有溃疡性结肠炎。通过长时间的治疗,他的病一直反反复复,不见好转。最终,Mike另辟蹊径,通过意想不到的办法大大缓解了自己疾病的临床症状。

四、学习内容

1. 自身免疫病。
2. 炎症性肠病的分型。
3. 猪鞭形线虫生活史。
4. 猪鞭形线虫病的免疫学特点。
5. Th1型免疫反应和Th2型免疫反应。

五、关键词

自身免疫病;溃疡性结肠炎;卫生假说。

六、注意事项

1. 因学生目前阶段尚不具备深入探讨相关临床知识(比如临床表现、疾病的分型诊断及鉴别诊断和治疗等)的能力,可能就某一问题过度发散思维,以致关键问题无法取得实质性进展。当发生此类情况时,请教师注意及时纠正。

2. 注意引导学生讨论过敏性及自身免疫性疾病与蠕虫的关系问题(不干不净,吃了没病)。

3. 教师手册请勿与学生分享。

七、参考文献

[1] 赵曼,高峰.溃疡性结肠炎发病机制研究进展[J].现代生物医学进展,2010,10(16):3160-3165.

[2] 黄娟.294例炎症性肠病临床回顾及随访分析[D].重庆:第三军医大学,2016.

[3] 简胜男.85例溃疡性结肠炎患者临床资料分析及中医证候分布规律研究[D].成都:成都中医药大学,2016.

[4] 杨泽云.溃疡性结肠炎的发病机制与治疗进展[J].临床合理用药杂志,2015,8(30):186-187.

[5] 朱艳平.HSF2和ApoC-Ⅲ在溃疡性结肠炎结肠黏膜表达的研究[D].昆明:昆明医学院,2011.

[6] 傅苏娜,叶关胜,张建海,等.血清ANCA与ASCA和GAB联合检测对炎症性肠病的临床意义[J].中华医院感染学杂志,2019,29(12):1820-1823,1828.

[7] 张磊.一顿“寄生虫大餐”,或能治好干净引来的免疫病[EB/OL].(2018-01-06)[2021-01-29].http://blog.sciencenet.cn/blog-2966991-1093449.html.

八、课堂安排

课程进度	内容	时间安排
一	暖场,推选学生组长、记录人,相互介绍	15分钟
	第一幕:呈递问题,分析病例基本信息,确定学习议题	65分钟
二	根据第一次讨论中汇集的问题分别展开讨论	60~80分钟
	第二幕:脑力激荡,展开讨论,形成初步的概念图	60~80分钟
三	根据第二次讨论中汇集的问题分别展开讨论	60~80分钟
	第三幕:脑力激荡,展开讨论,完善概念图	60~80分钟
四	根据第三次讨论中汇集的问题分别展开讨论	60~80分钟
	完成概念图。师生交流,确定汇报主题	30~60分钟

续表

课程进度	内　容	时间安排
五	以小组为单位反馈学习心得，进行PPT汇报，并上交学习报告，进行学习过程评价	100分钟
	主持教师对本案例学习过程及学生情况进行教学点评	20分钟

九、学习资源

（一）纸质图书及电子图书

1.《人体寄生虫学》诸欣平主编，人民卫生出版社，2018年，第9版。

2.《医学免疫学》曹雪涛主编，人民卫生出版社，2018年，第7版。

3. 蚌埠医学院图书阅览室。

4. 蚌埠医学院馆藏电子图书。

（二）网络资源

1. 公共网络搜索平台（soso search，google search，et al）。

2. 期刊数据库（CNKI，Pubmed，Highwire，et al）。

案例三：虫子的“力量”——疟原虫

第一幕 噩 耗 连 连

王某，男，现年70岁，某市人。60岁后退休在家，与老伴养花遛狗，悠然自得。一双儿女事业有成，孝顺父母，时常回家看望，街坊邻里无不羡慕。可就在3年前，老伴罹患肺癌，突然离世。老王感觉失去了精神支柱，从此便一蹶不振，整日浑浑噩噩。退休之前，他在老伴的帮助下本已戒了抽烟的毛病，现在却重新拾起，每日屋内烟雾缭绕。恍惚间，老王仿佛看见了老伴的身影。

3年过去，在儿女的陪伴和照料下，老王才逐渐从悲痛中释怀，但仍然整日烟不离手。近1个月反复头痛，排黑便，老王虽向儿女隐瞒身体状况，可还是被细心的女儿发现，她拽着老父亲去了医院。

2016年3月15日，行头颅MR检查示：右侧顶枕叶交界处占位性病变，考虑恶性肿瘤。胸部+全腹CT示：右肺上叶前段恶性病变，伴右肺多发转移，右侧纵隔和肺门多发淋巴结、双侧肾上腺转移。胃镜提示十二指肠肿物，病理活检为转移癌。老王于2016年3月25日行脑转移瘤姑息切除术，术后病理显示：低分化腺癌，考虑肺癌转移。行ALK基因重排、EGFR基因突变检测均为阴性。诊断为“右肺腺癌多发转移”。

肺癌？转移？虽然不从事医生这一行业，但是平日里时常听街坊邻里唠嗑，老王对于这两个词还是有一定的了解。联想起过世的老伴，他默默地接受着医生选定的治疗方案。老王于2016年4月行多西他赛化疗1周期，5月复查CT：右肺上叶前段、中叶肿块及中叶肿块合并肺不张较前进展、增大。疗效评价为进展(progressive disease, PD)，且老王一般情况差，体力状况评分为3分，未继续化疗。又于5月28日开始口服阿帕替尼(850 mg qd)。经1个月治疗后，复查CT提示疗效为稳定(stable disease, SD)，部分肿块缩小。

看着这份检查结果,在绝望的深渊中苦苦挣扎的老王突然有了盼头。

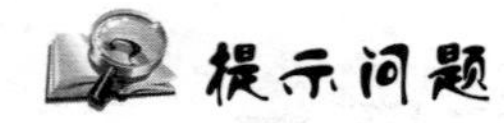

提示问题

1. 患者的主要症状有哪些?
2. 导致此种疾病的可能诱因有哪些(请结合患者实际情况分析)?
3. 辅助检查是否合适? 提示哪些信息?
4. 医生的治疗方案是否有效? 你是否同意?
5. 了解本幕中患者使用的药物的作用以及作用机制。
6. 患者所患癌症属于什么类型? 常规的治疗方法有哪些?
7. 如果你是患者的主治医生,你会为患者制定何种治疗方案? 有什么根据(主要根据所患癌症的类型、分期和分级)?

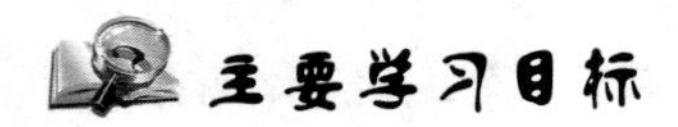

主要学习目标

1. 总结概括患者的主要症状。
2. 分析疾病产生的原因。
3. 了解疾病的基本治疗方法。
4. 分析医生的治疗方案及所使用药物的合理性。

第二幕　最后一根救命稻草

继续使用阿帕替尼治疗4个月后，老王在儿女的陪同下进行复查，CT提示疗效PD。老王对这一结果难以置信，在极度悲观消极的情绪中日渐消瘦。女儿面对老父亲时仍是关怀和安慰，但待他入睡后却偷偷掩面而泣。与此同时，儿子小王也在网络和朋友圈中执着地求助，希望寻得可行的治疗方法。

一日，一位医生朋友的朋友圈消息引起了他的注意："疟原虫杀死癌症"。他点开链接，发现是关于疟原虫免疫治疗法治疗晚期非小细胞肺癌的实验性医学研究内容，具体介绍了疟原虫免疫治疗方法和临床实验的相关情况。小王看不懂那些专业的字眼，但是却对底下招募志愿者的信息动心了，于是便找来妹妹商量。

"疟疾？去年10月份获得了诺贝尔奖的屠呦呦发明的那种药，是不是治疗的就是疟疾？听说那种传染病害死过不少人！爸都是癌症晚期了，再给他染上这种病不是要他的命吗！"近乎歇斯底里的声音，透露出妹妹极度反对的意见。小王无奈，只得找老父亲商量。病床上的老父亲耐心地听完他的想法，考虑了半晌，才点了点头。小王马上与研究人员联系，带着父亲奔赴广州。

治疗过程极其简单，研究人员先给老王注射了1 mL含有疟原虫的血液，尔后间隔时间段给他注射一定量的青蒿素以控制疟疾的病症。老王并没有发生严重的并发症或者副作用。

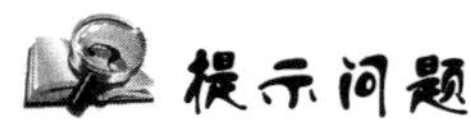

提示问题

1. 疟原虫的生活史和致病机制是怎样的？

2. 分析疟原虫种类是否会对治疗效果产生影响，考虑应当选择何种疟原虫进行治疗？

3. 如何治疗疟疾？如何用药？

4. 何为疟原虫免疫治疗法？

5. 尝试用人体寄生虫学和免疫学的知识对患者女儿的问题做出解答。

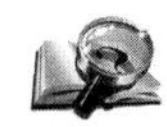

主要学习目标

1. 掌握疟原虫的生活史。

2. 疟原虫的种类及比较。

3. 掌握疟疾的治疗方法。

4. 了解疟原虫免疫治疗法。

注:缓解的标准。

目标病灶的评价。

CR:所有目标病灶消失。

PR:基线病灶长径总和缩小≥30%。

SD:基线病灶长径总和有缩小但未达PR或有增加但未达PD。

PD:基线病灶长径总和增加≥20%或出现新病灶。

非目标病灶的评价。

CR:所有非目标病灶消失和肿瘤标志物水平正常。

PD:出现一个或多个新病灶或/和存在非目标病灶进展。

SD:一个或多个非目标病灶和/或肿瘤标志物高于正常持续存在。

第三幕 绝 处 逢 生

1个月后，体格检查发现老王颈部所有的转移病灶完全消失，但经CT检查提示肺部的病灶仍然存在。研究人员和老王的儿女得到这个结果后心里一凉，但还是请胸外科的教授进行了会诊。

“有效果！你们看这治疗前后的两张片子，病灶的性质明显发生了改变，治疗前是呈螃蟹状的形态，治疗后是斑块状，没有伪足，可能是一个死的病灶。”教授的一番话，让他们欣喜若狂。

在教授的建议下，医生们利用微创手术将老王肺部的病灶取出。从表面上看这个肿瘤已经被包膜包裹，不容易发生转移；病理结果显示：病灶中有大量免疫细胞浸润，这与之前动物实验中小鼠肿瘤的病理结果一致，免疫细胞杀灭了肿瘤细胞。

研究人员向老王及其儿女形象地解释道：“癌细胞分泌一系列信号，使我们的免疫系统睡眠、不工作，而疟原虫感染恰好唤醒、激活了免疫系统，使免疫系统重新识别癌细胞，从而杀灭癌细胞。同时，疟原虫感染后会抑制患肿瘤小鼠的肿瘤内血管生成，肿瘤没有了血液供应的营养，自然会停止生长。换句话来说就是让肿瘤细胞饿死。双管齐下，打击癌细胞的嚣张气焰。”小王似懂非懂地点了点头：“没想到小小的虫子竟然有这样大的力量。那……现在，我父亲体内的疟原虫能否完全清除？”

研究人员迟疑片刻，回答小王：“您大可不必担心这个问题，定期服用药物，可以将红细胞中的疟原虫控制在较低的水平，不会影响您父亲的正常生活。而且较低水平的原虫血症还可以保持免疫系统处于轻度的激活状态，有利于对癌细胞的监测，防止癌症的复发。”

治疗结束，再次向研究人员表示感谢后，儿女带老王回到老家，恢复了正常的生活，同时老王痛下决心，戒除吸烟的不良习惯。研究人员对其进行定期随访，2年内未复发。

疟原虫免疫治疗法是一种针对癌症的新型疗法。疟原虫对癌症的作用并非是天马行空的想象，而是基于对几乎所有相关数据库的使用、流行病学统计、大数据分析以及成千上万只小鼠实验得出的结论。从动物实验到申请临床实验，期间经历了一系列的伦理答辩。几十年的光阴，将当初迸发出的一个灵感的火花，演变成如今可以进行临床实验的治疗方法，这极有可能成为人类对抗癌症历史上的一个重大转折点。研究人员表示，10例患者中5例有效，其中2例可能已经痊愈。并不是100%的成功，但却给了人们战胜癌症的勇气和信心。疟原虫免疫疗法虽给患者带来一定希望，但毕竟只是临床初期实验，到真正的临床应用尚有一段距离，且疟原虫本身作为传染性的病原体引起的危害亦不容小觑，道阻且长，但我们相信，研究者们必能“行则将至”，进一步完善该疗法。

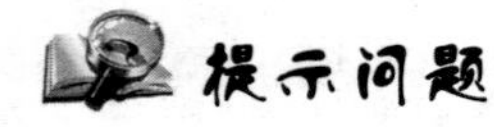

提示问题

1. 试用人体寄生虫学及免疫学中的知识对患者儿子最后向研究人员提出的问题做出解答。

2. 请查阅相关资料，尝试用免疫学知识解释疟原虫感染对癌细胞的作用。

3. 本案例对你有何启示?

4. 除了蠕虫、原虫等，还有那些寄生虫可以治疗疾病? 试举例说明，并简述其机制。

主要学习目标

1. 掌握疟原虫的致病机制。

2. 了解疟原虫免疫治疗法对癌症作用的基本机制。

教师板块

一、进行本案例教学,学生应具备的背景知识

1. 病原生物学(人体寄生虫学、微生物学)。
2. 免疫学。
3. 病理学。
4. 外科学。

二、预期学习目标

1. 熟悉病原生物的传播方式及感染途径等。

2. 以临床病例为基础,掌握疟原虫种类、生活史以及疟原虫病的发病机制、治疗原则。

3. 了解非小细胞肺癌类型及治疗方法。

4. 了解疟原虫免疫治疗法及其基本作用机制。

5. 本案例主要是在充分理解疟原虫和疟疾基础知识的前提下,进一步了解疟原虫感染人体引起的免疫系统变化,拓展学生关于原虫感染、人体免疫以及癌症治疗的相关研究进展的知识面,为培养学生的创新和分析能力打下基础。

三、教案摘要

2016年3月,一70岁男性因近1月反复头痛、排黑便入院。行头颅MR检查、胸部+全腹CT以及胃镜检查提示转移癌。于2016年3月25日行脑转移瘤姑息切除术,术后病理显示:低分化腺癌,考虑肺癌转移。行ALK基因重排、EGFR基因突变检测均为阴性。诊断为“右肺腺癌多发转移”。经多西他赛化疗后效果差,又口服阿帕替尼治疗,效果欠佳。后经疟原虫免疫治疗法治疗,效果理想,出院后随访,2年内未复发。

四、学习内容

1. 疟原虫的种类、生活史以及疟疾的发病机制及治疗方法。
2. 非小细胞肺癌的类型及治疗方法。
3. 了解疟原虫免疫治疗法及其基本作用机制。

五、关键词

疟原虫;肺癌;疟原虫免疫治疗法。

六、注意事项

1. 因学生目前阶段尚不具备深入探讨相关临床知识(比如临床表现、疾病的分型、诊断及鉴别诊断和治疗等)的能力,可能就某一问题过度发散思维,以致关键问题无法取得实质性进展。当发生此类情况时,请教师注意及时纠正。

2. 教师手册请勿与学生分享。

七、参考文献

[1] Agerbæk M Ø, Bang-Christensen S R, Yang M H, et al. The VAR2CSA malaria protein efficiently retrieves circulating tumor cells in an EpCAM- independent manner[J]. Nat. Commun., 2018,9(1):3279.

[2] Teo A, Randall L M, Madanitsa M, et al. Intermittent screening and treatment with dihydroartemisinin-piperaquine and intermittent preventive therapy with sulfadoxine-pyrimethamine have similar effects on malaria antibody in pregnant Malawian women[J]. Sci. Rep., 2019,9(1):7878.

[3] 王月丹. 感染疟疾能治癌, 是真的吗[J]. 江苏卫生保健,2019,4:54-55.

八、课堂安排

课程进度	内　容	时间安排
一	暖场,推选学生组长、记录人,相互介绍	15分钟
	第一幕:呈递问题,分析病例基本信息,确定学习议题	65分钟
二	根据第一次讨论中汇集的问题分别展开讨论	60~80分钟
	第二幕:脑力激荡,展开讨论,形成初步的概念图	60~80分钟
三	根据第二次讨论中汇集的问题分别展开讨论	60~80分钟
	第三幕:脑力激荡,展开讨论,完善概念图	60~80分钟
四	根据第三次讨论中汇集的问题分别展开讨论	60~80分钟
	完成概念图。师生交流,确定汇报主题	30~60分钟
五	以小组为单位反馈学习心得,进行PPT汇报,并上交学习报告,进行学习过程评价	100分钟
	主持教师对本案例学习过程及学生情况进行教学点评	20分钟

第三章

思　政　型

案例一：吃“寄生虫大餐”，治“干净惹的病”？——毛首鞭形线虫、猪鞭虫

第一幕 赶走豺狼 又来虎豹

在人们的印象中，寄生虫往往代表着“贫穷”“落后”“脏乱差”等负面词语。事实上，人类诞生的100多万年，就是和寄生虫共存的历史，它在不同时期均严重危害了人类的生命健康。天下苦寄生虫久矣！为了防控寄生虫，长久以来各国的科学家们皓首穷经，取得了极大的进展。2015年诺贝尔生理学或医学奖授予了威廉·坎贝尔(William C. Campbell)和大村智，以及来自我们中国的屠呦呦。其原因便是获奖者们均研究出了治疗“最具伤害性的寄生虫病的革命性疗法”，为每年数百万感染相关疾病的人们提供了“新的强力的治疗方法”，在改善人类健康和减少患者病痛方面的成果无法估量。

随着社会的发展及环境的改善，目前在卫生条件较好的国家和地区，寄生虫病已得到了全面有效的控制，比如在我国，疟疾及丝虫病等寄生虫病均达到了消除的标准。在一些发达国家，寄生虫病甚至可以被纳入罕见的范畴，毕竟，相较于病毒和细菌，寄生虫的危害似乎已经微乎其微，且只要做好宣传及防护，巩固好健康防线，寄生虫就“纸船明烛照天烧”了。然而，意外的现象发生了——在寄生虫走下历史舞台的同时，过敏性和自身免疫性疾病却粉墨登场，发病率显著上升，人们仿佛在一夜之间对周围环境和自己的身体变得敏感起来。据统计，全球范围内过敏性鼻炎的发病率已经高达10%～40%，即每5个人中就有1个患有过敏性鼻炎；全球约有3.15亿人罹患哮喘，近6亿人有哮喘相关症状，在一些发展中国家像哮喘等过敏性疾病的发病率仍在攀升。在中国，过敏性疾病的发病率为10%～30%，呈逐年上升的趋势。值得注意的是我国儿童过敏性疾病的患病率也在上升，以食物过敏(婴幼儿)为例，20世纪90年代，患病率为3.5%，2020年却攀升到了14.1%。

学习问题

1. 2015年诺贝尔生理学或医学奖的颁奖理由突显了工具理性还是价值理性的重要性？你如何看待两者之间的关系？

2. 寄生虫曾经危害很大，而今天已经不再是人类生存的最主要威胁。请用唯物辩证法相关原理阐释变化发生的原因。

3. “纸船明烛照天烧”出自哪里？请指出相关的历史事件谈谈你对该事件原因的看法。

4. 试用唯物辩证法关于联系的观点分析寄生虫病发病率的下降与免疫性疾病发病率上升之间的关系。

5. “旧病”刚走，“新病”又来，人类似乎注定无法一劳永逸地消除疾病的威胁，试用马克思主义哲学相关原理分析造成这种“困境”的原因。

主要学习目标

1. 工具理性和价值理性。

2. 唯物辩证法的应用。

第二幕 独辟蹊径 石破天惊

在免疫失调性疾病日趋增多的情况下，一位名叫大卫(David Strachan)的医生于1989年提出了“卫生假说”，即人类幼年时接触相对较多病原体，使他们的免疫系统得到充分锻炼，可显著降低免疫性疾病的发病率。这一假说的提出源于大卫的一项调查，他在研究英国儿童过敏性疾病及自身免疫性疾病的患病率时，发现家中兄弟姐妹众多的孩子相对而言患以上疾病的概率更低。这一现象与人们的普遍认知相背离。人们通常将过敏性疾病和过敏源绑定在一起，认为当今迅猛的工业化进程必定会带来过敏源的激增，从而增加相关疾病的患病率，同样，孩童多的家庭，卫生状况难以保证，儿童接触过敏源的机会更多，健康状况理应更差。然而，我们的免疫系统就像一支部队，必须通过不断地学习和操练才能臻于完美。因此大卫认为，家庭人数越多，发生交叉感染的可能性就越大，这些孩子接触的病原体就更多，他们的免疫系统就能得到更好的锻炼。毕竟在与各种疾病做斗争的健康保卫战中，是历经沧桑、臻于成熟的免疫老兵在发挥着举足轻重的作用。

对于免疫系统来说，攻守皆重要，除了“攻瑕蹈隙”还必须学会“卧薪尝胆”。如果环境过于干净，在得不到各类细菌、病毒抑或寄生虫攻击训练的情况下，免疫系统就可能会不分青红皂白对“路人甲”开炮，甚至“大水冲了龙王庙”，疯狂攻击自家人。当假说提出后，越来越多的科学家进入该领域，并通过大量流行病学数据证实了该假说。

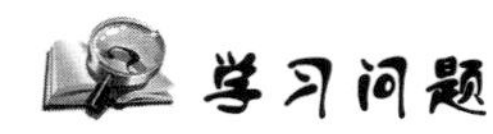

学习问题

1. 1989年提出的“卫生假说”，为什么20年后又受到重点关注？请用社会存在和社会意识的辩证关系原理阐释这一现象。

2. “卫生假说”为什么令人称奇，但又被学界广泛接受？请分别从实践与认识的关系以及常识思维与科学思维的关系两个角度分析其原因。

3. 寄生虫的攻击是免疫系统成长完善的必要条件，这体现出唯物辩证法的什么原理？你还能举出类似的事例吗？

4. 请用矛盾的同一性原理分析“除了学会去攻击，免疫系统还必须学会去容忍。”

主要学习目标

1. 社会存在和社会意识。
2. 实践与认识。
3. 常识思维与科学思维。
4. 唯物辩证法的基本原理。
5. 矛盾同一性。

第三幕 以毒攻毒 未来可期

在“卫生假说”的基础上，科学家进一步提出了“寄生虫假说”。相对于“卫生假说”，后者着重于寄生虫对免疫系统的作用。该假说提出：寄生虫的感染可能会降低过敏性疾病及自身免疫性疾病的发生，原因是蠕虫感染后通过分泌有效抗原成分来调控宿主局部及全身产生免疫反应，抑制炎症，以营造有利于其长时间寄生的微环境，如诱导Th2及或Treg型细胞反应抑制Th1细胞因子的产生；亦可诱导产生Treg或替代激活巨噬细胞（AAMΦ）通过直接的Treg-T或AAMΦ-T效应细胞之间的相互接触方式发挥抑制作用，调节过度的免疫反应，从而抑制过敏性炎症及自身免疫反应的发生和发展。也就是说，在一定条件下，寄生虫感染是以较低的代价博得宿主更大的生存概率，盲目消灭寄生虫可能得不偿失。

自“寄生虫假说”提出后，各国科学家们都在尝试挖掘寄生虫免疫治疗的潜能。1999年，免疫学家和寄生虫学家文斯托克首次发现有多种蠕虫能预防或治疗实验小鼠的炎症性肠道疾病，引起了医学界的轰动。这一消息引起了一位备受溃疡性结肠炎折磨的病患Mike的关注。自患病以来他辗转各家医院，但治疗效果都不理想。为根治其疾病，Mike在寄生虫学家们的指导下分批服下了1500个毛首鞭形线虫卵，此后他的症状有了明显的好转。经过多次治疗，医生在肠镜检查中惊讶地发现鞭虫寄生的区域，炎症反而比其他地方明显轻得多。文斯托克的团队利用猪鞭虫治疗溃疡性结肠炎患者，发现29名溃疡性结肠炎患者每2周吞服2500个猪鞭虫卵，经过近6个疗程的治疗后，有44.8%的患者病情得到改善，反观23位安慰剂治疗的患者中仅有17%得到改善。

此外，研究发现钩虫也可以有效治疗溃疡性结肠炎。虽然钩虫比鞭虫的临床危害要严重一些，但是经过试验，科研团队确定了一个相对的“安全剂量”，即在使用约50条不引起明显临床症状的情况下，给患者感染去治疗IBD，即使有意外亦可通过服用打虫药来驱虫。

诸如此类的案例还有很多，总结来说，线虫、吸虫、绦虫等寄生虫对多种免疫失调性疾病模型动物均具有预防或治疗效果，不仅包括哮喘、炎症性肠炎、自身免疫性脑脊髓炎、1型糖尿病、关节炎、多发性硬化症等过敏性及自身免疫性疾病，甚或对肥胖、动脉粥样硬化等代谢性疾病亦有较好防治效果。在过去，人们谈“虫”色变，而现在科学家们正在将这昔日的噩梦变为今后的希望，也许在不久的将来，“寄生虫大餐”真的可以转化为“舌尖上的良药”，成为与人类亦敌亦友的存在。

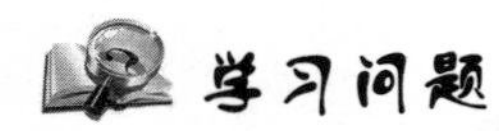

1. 从哲学上看,“寄生虫假说”和“卫生假说”是何关系?

2. 试用对立统一规律分析“寄生虫假说”,并举出3个能够体现相同哲学原理的医学案例。

3. 美国加州病患Mike吃寄生虫治病案例中的偶然性因素和必然性因素分别有哪些?请用偶然性与必然性的辩证关系阐释这一案例。

4. 寄生虫的“安全剂量”对应量变质变规律中的何种概念?你如何理解这一概念?

5. 既然已有不少利用寄生虫治疗过敏性疾病的成功案例,为什么还要继续探索?请运用马克思主义哲学辩证法和认识论的相关原理分析回答。

6. 有人认为,即使在将来,利用寄生虫治疗免疫性疾病的疗法成熟,大众也很难接受。你认为这种预判基于的主要理由是什么?试用马克思主义哲学相关原理分析,并谈谈自己的看法。

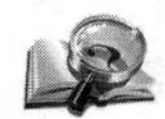

主要学习目标

1. 对立统一规律。
2. 偶然性和必然性。
3. 质变量变规律。
4. 辩证法和认识论。

教师板块

一、进行本案例教学,学生应具备的背景知识

1. 马克思主义哲学。
2. 免疫学。

二、预期学习目标

1. 要熟悉马克思主义哲学基本素养以及基本病原生物学知识。
2. 以案例为基础,掌握三大规律、五大范畴、三个观点。
3. 本案例旨在培养学生的人文精神、问题意识以及创新精神与能力。要引导学生树立马克思主义的世界观、人生观、价值观,确立以建设有中国特色社会主义而奋斗的政治方向。

三、教案摘要

随着公共卫生事业的发展,困扰人类许久的寄生虫逐渐被消灭。然而令人们措手不及的是,寄生虫走了,过敏和自身免疫病却来了。在“卫生假说”和“寄生虫假说”相继被提出后,人们逐渐意识到曾经令人嫌恶的寄生虫竟然可以改善甚至治疗过敏和自身免疫病。原来吃“寄生虫大餐”,可以治“干净惹的病”!

四、学习内容

1. 对立统一规律、量变质变规律、否定之否定规律。
2. 内容和形式、现象和本质、原因和结果、可能性和现实、偶然性和必然性。
3. 联系的观点、发展的观点、一分为二的观点。

五、关键词

马克思主义哲学;卫生假说;寄生虫假说。

六、注意事项

1. 因学生目前阶段尚不具备深入探讨相关知识(比如临床表现、疾病的分型、诊断及鉴别诊断和治疗等)的能力。当发生此类情况时,请教师注意及时纠正。

2. 教师手册请勿与学生分享。

七、参考文献

[1] 张磊. 一顿"寄生虫大餐",或能治好干净引来的免疫病[EB/OL]. (2018-01-06)[2021-01-29]. http://blog.sciencenet.cn/blog-2966991-1093449.html.

[2] 儿童过敏基因检测白皮书2019[EB/OL]. (2019-12-19)[2022-02-09]. https://www.analysys.cn/article/detail/20019618.

[3] Bousquet J, Anto J M, Bachert C, et al. Allergic rhinitis[J]. Nat Rev Dis Primers, 2020, 6(1):95.

[4] Loerbroks A, Bosch J A, Sheikh A, et al. Reports of wheezing and of diagnosed asthma are associated with impaired social functioning: Secondary analysis of the cross-sectional World Health Survey data[J]. J Psychosom Res, 2018, 105:52-57.

八、课堂安排

课程进度	内　容	时间安排
一	暖场,推选学生组长、记录人,相互介绍	15分钟
	第一幕:呈递问题,分析病例基本信息,确定学习议题	65分钟
二	根据第一次讨论中汇集的问题分别展开讨论	60~80分钟
	第二幕:脑力激荡,展开讨论,形成初步的概念图	60~80分钟
三	根据第二次讨论中汇集的问题分别展开讨论	60~80分钟
	第三幕:脑力激荡,展开讨论,完善概念图	60~80分钟
四	根据第三次讨论中汇集的问题分别展开讨论	60~80分钟
	完成概念图。师生交流,确定汇报主题	30~60分钟
五	以小组为单位反馈学习心得,进行PPT汇报,并上交学习报告,进行学习过程评价	100分钟
	主持教师对本案例学习过程及学生情况进行教学点评	20分钟

案例二：青蒿素的问世——疟原虫

第一幕 困 局

在美国发动的越南战争的硝烟之外，一种因疟原虫引起的疾病——疟疾与战争一起吞噬着士兵的性命，更为严重的是患者已经对治疗疟疾的主要药物氯喹产生了耐药性，因此决定这场战争胜负的关键就是寻找新的抗疟特效药。应越南政府的求助，我国于1967年5月23日召开了“全国疟疾防治研究协作会议”，并成立“523”秘密军事科研项目，旨在研发疟疾防治新药，援外备战。当时的中医研究院（现中国中医科学院）针灸所参与了“523”项目，针灸所的所长向523项目办公室推荐了中药所，于是在1969年1月，中医研究院中药所加入了该项目。

中药所的青年科学家屠呦呦是生药学科班出身，并且专业基础知识和科研技能都十分扎实，因此她被任命为课题组长。被任命时，屠呦呦有2个女儿，大女儿还不到4岁，小女儿尚在襁褓之中。屠呦呦的丈夫又被下放到“五七干校”。在“大家”和“小家”的艰难抉择中，屠呦呦毅然选择了前者。她把大女儿送进托儿所的全托班，小女儿则直接送回了宁波老家，请外公外婆照顾。而她自己，则一头扎进实验室，俨然把研究所当成了家。

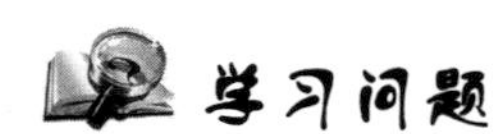

学习问题

1. 科学研究意义是什么（科研人员的价值观）？
2. 优秀的科研人员应该具备怎样的素质？

主要学习目标

1. 科研人员的价值观。
2. 科研人员的业务素养。

第二幕 破 茧

参加“523”项目之前，屠呦呦曾由组织委派脱产学习中医医药系统，这让她意识到必须从古代文献中寻找抗疟新药的方案。因此加入“523”项目后，屠呦呦和她的同事们打算从中药中寻找突破，他们开始系统整理古方。他们不仅翻阅了大量的中医典籍、查阅了众多的群众献方，还走访了很多老中医专家。历时3个月，最后屠呦呦和同事们整理出600多种抗疟方药，准备从中寻找抗疟新药。

经过大量的动物实验验证，他们寻找到的一些对动物疟原虫有抑制作用的药物，在患者身上的治疗效果却不理想。1971年5月，在南方老中医推荐的青蒿（黄花蒿）提取物的实验过程中，他们发现黄花蒿提取物对鼠疟原虫的抑制率可达68%，但复筛结果却显示抑制率只有40%甚至更低。屠呦呦在通过阅读东晋时期葛洪编著的《肘后备急方》中注意到一句话：“青蒿一握，以水二升渍，绞取汁，尽服之。”这句话给了她灵感，她觉得之前的提取方法可能因温度太高或者发生了酶解而破坏了有效成分。她马上改用乙醚燃烧低温萃取，这一改进让青蒿提取物的活性大幅提升。

将提取物中的毒性成分分离后用于鼠疟、猴疟，均获得了100%的抑制率。这一结果让大家兴奋不已，他们马上报告了523项目办公室，办公室指示他们尽快进行临床试验。

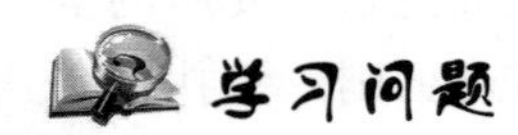

学习问题

1. 科研中需要哪些“科研精神”（例如踏实、求真务实、坚持不懈）？
2. 《肘后备急方》里给到屠呦呦的具体灵感是什么？

主要学习目标

1. 建立“科研精神”。
2. 思考专业素养的重要性。

第三幕 问 世

进行临床试验之前,需鉴定药物毒性。屠呦呦和她的两名同事自愿作为受试者以身试药,最后证明提取物是安全的。他们把黄花蒿提取物用到了患者身上,患者在接受治疗后症状均迅速消失,而采用氯喹治疗的患者却没有类似效果。这一结果肯定了他们的研究,于是他们紧接着便着手分离提取物中的有效单体,这时已经是1972年的11月了。

他们做了化学元素分析、光谱数据分析,证明青蒿提取物不是奎宁类,而是一种全新结构的化合物。后来他们跟中国科学院生物物理所合作,在1975年底,利用X-衍射确定了青蒿提取物中有效成分的立体结构。这个有效成分是一种无色晶体,分子量为282道尔顿,分子式是$C_{15}H_{22}O_5$,熔点在156～157 ℃,它被命名为“青蒿素”。

青蒿素的问世,拯救了万千人的性命,如今仍作为抗疟的高效药物应用于抗疟一线,屠呦呦无愧“青蒿素之母”的称号。由于屠呦呦的杰出贡献,2011年她获得了拉斯克临床医学奖,2015年又获得诺贝尔生理学或医学奖,在2016年她还被授予国家最高科学技术奖。获得诺贝尔奖后,屠呦呦把奖金的大部分捐给了北京大学医学部和中医科学院,主要用于奖励年轻的科研人员。

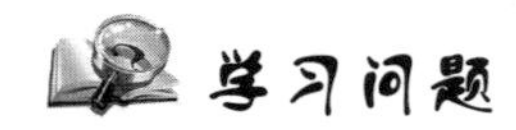

学习问题

1. 你如何看待“为科研献身”?
2. 你认为做好科研工作的要素有哪些?
3. 请联系该案例,谈谈文化自信?

主要学习目标

1. 思考科研人员应具备的精神。
2. 思考如何开展好科学研究。
3. 建立中医自信、文化自信。

教师板块

一、进行本案例教学,学生应具备的背景知识

1. 社会主义核心价值观。
2. 对人生的深刻思考。
3. 对科研的深刻思考。

二、预期学习目标

1. 形成符合我国社会主义核心价值观的科研精神。
2. 为走上工作岗位打好专业业务基础。
3. 培养文化自信。

三、教案摘要

在我国特殊的历史时期,屠呦呦临危受命研发抗疟新药,为了国家,选择骨肉分离。投入工作后,屠呦呦夜以继日地查阅资料、走访专家、重重筛选,历时近2年终于成功提取高效的抗疟药——青蒿提取物。后又与多方专家合作,从青蒿提取物中分离出有效单体,命名为青蒿素。青蒿素作为抗疟特效药,至今仍应用广泛。

四、学习内容

1. 老一辈科研人员的科研精神。
2. 科研人员的价值观。
3. 文化自信。

五、关键词

抗疟药;屠呦呦;青蒿素。

六、注意事项

1. 因学生目前阶段尚不具备深入探讨相关临床知识(比如临床表现、疾病的分型、诊断及鉴别诊断和治疗等)的能力。当发生此类情况时,请教师注意及时纠正。

2. 教师手册请勿与学生分享。

七、参考文献

[1] 屠呦呦．屠呦呦诺奖报告演讲全文[EB/OL]. [2015-12-18]. http://www.gov.cn/zhuanti/2015-12/18/content_5025361.htm.

[2] 佚名．屠呦呦口述：参与523项目始末[J]. 微生物学通报，2015(11)：2206.

八、课堂安排

课程进度	内　　容	时间安排
一	暖场，推选学生组长、记录人，相互介绍	15分钟
	第一幕：呈递问题，分析病例基本信息，确定学习议题	65分钟
二	根据第一次讨论中汇集的问题分别展开讨论	60～80分钟
	第二幕：脑力激荡，展开讨论，形成初步的概念图	60～80分钟
三	根据第二次讨论中汇集的问题分别展开讨论	60～80分钟
	第三幕：脑力激荡，展开讨论，完善概念图	60～80分钟
四	根据第三次讨论中汇集的问题分别展开讨论	60～80分钟
	完成概念图。师生交流，确定汇报主题	30～60分钟
五	以小组为单位反馈学习心得，进行PPT汇报，并上交学习报告，进行学习过程评价	100分钟
	主持教师对本案例学习过程及学生情况进行教学点评	20分钟

寄生虫创意图片

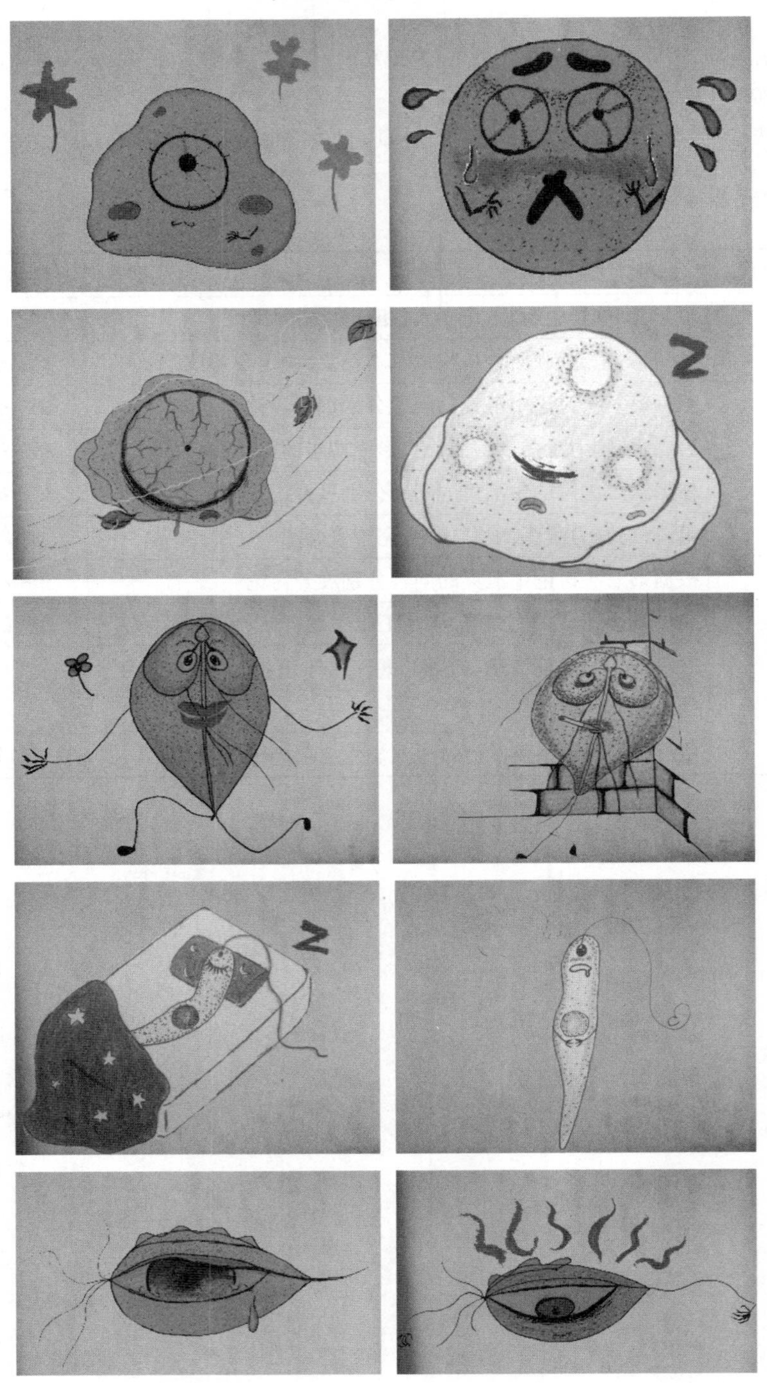

（徐冬妍　杨星晨　绘）